図で見てわかる

オーソモレキュラー栄養療法

うつが よくなる食べ物 悪くなる食べ物

新宿溝口クリニック院長
溝口 徹

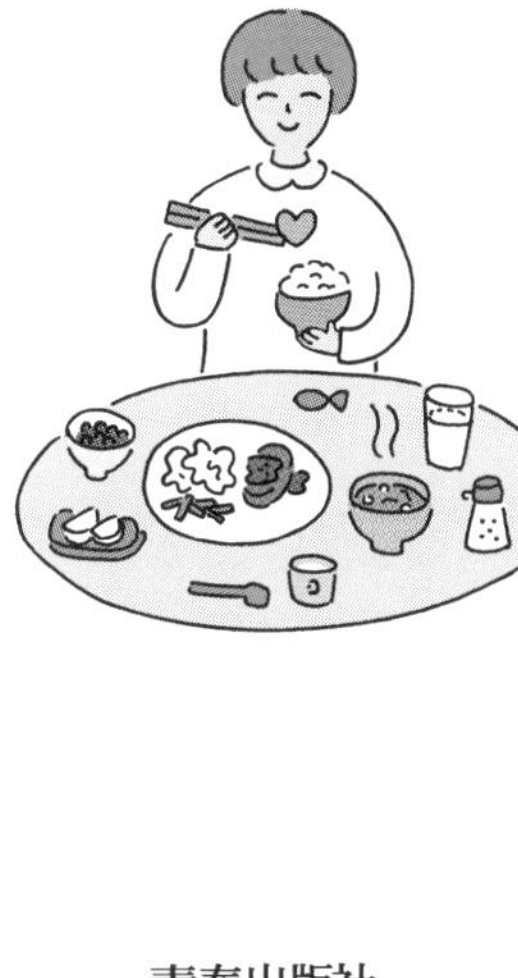

青春出版社

はじめに　最新栄養医学でわかった！　うつに効く食べ方新常識

私はこれまで20年近くにわたり、なるべく薬に頼らない方法で、うつをはじめとする精神疾患の治療に携わってきました。それが「オーソモレキュラー栄養療法」と呼ばれる治療法です。欧米で生まれたこの最新栄養医学を日本で広めるためにさまざまな活動をしてきましたが、その甲斐《かい》あって今では約３０００の医療機関がこの治療法を取り入れるようになっています。

10年前に、私が『「うつ」は食べ物が原因だった！』（青春出版社刊）を刊行した際は、栄養がうつなどの心の病と関係しているということは、ほとんど知られていませんでした。それが今では「食べ物でうつが消せる」といった情報がたくさん出回るようになり、栄養のすばらしさを知っていただけるようになったのは、とても喜ばしいことだと思っています。

しかしその一方で、栄養をプラスするだけの情報では不十分ではないかと感じるようになりました。実は、脳と心を整えるには、食べないほうがいいものがあるからです。

そこでこの本では、うつを改善するためにとるべき食べ物、そして避けるべき食べ物について、図やイラストを交えながらわかりやすくまとめました。私たちの身近にある栄養の可能性に気づき、今日の食事から見直していくきっかけにしていただければ幸いです。

うつがよくなる食べ物

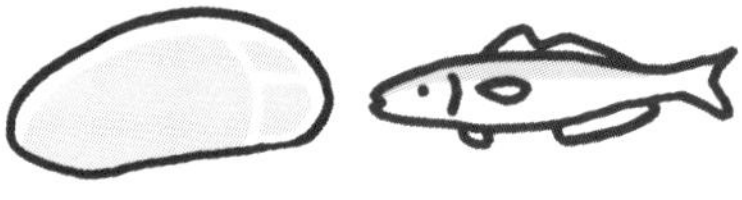

肉や魚

卵

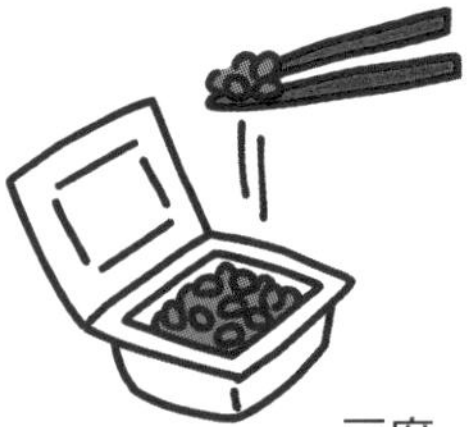

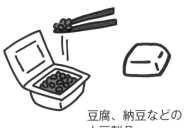

豆腐、納豆などの
大豆製品

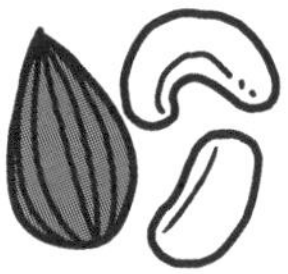

ピーナッツ、
アーモンドなどの
ナッツ類

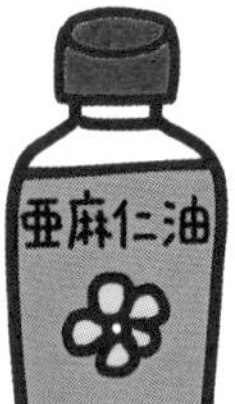

DHA、EPA
が多い油

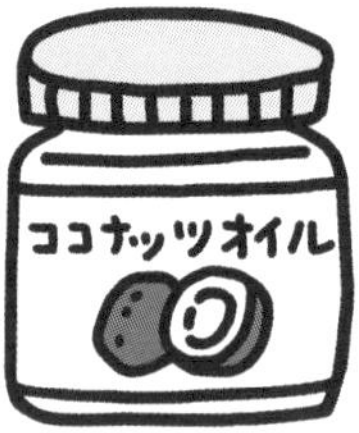

中鎖脂肪酸の油
(ココナッツオイル、
MCTオイルなど)

野菜、きのこ類
などの食物繊維

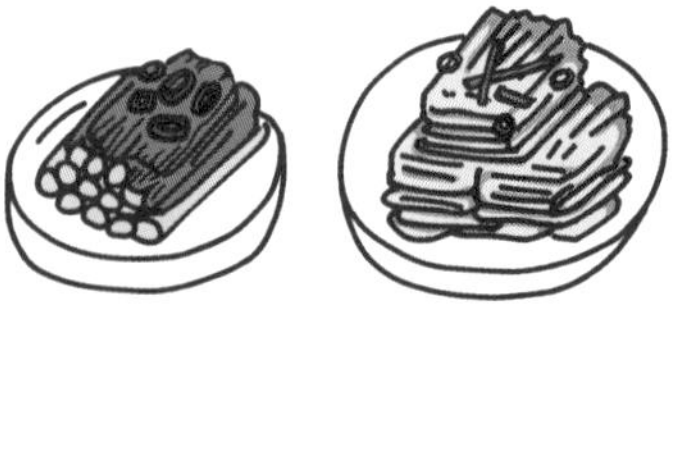

漬物、キムチなどの
発酵食品

うつが悪くなる食べ物

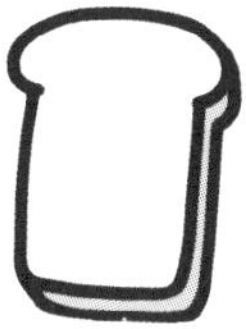

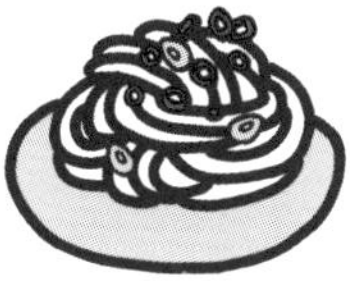

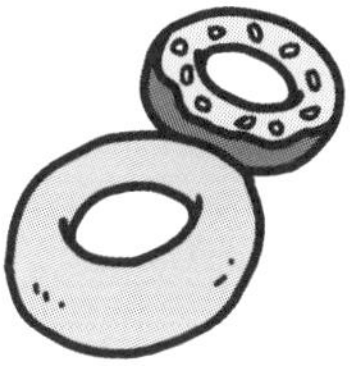

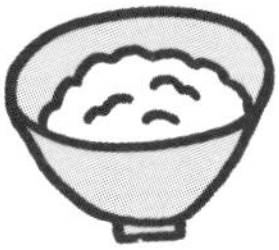

ごはん、パン、
パスタなどの
糖質が多いもの

チョコレート、
ケーキ、ドーナツ
などの甘い物

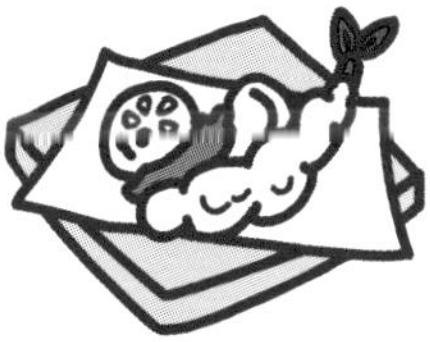

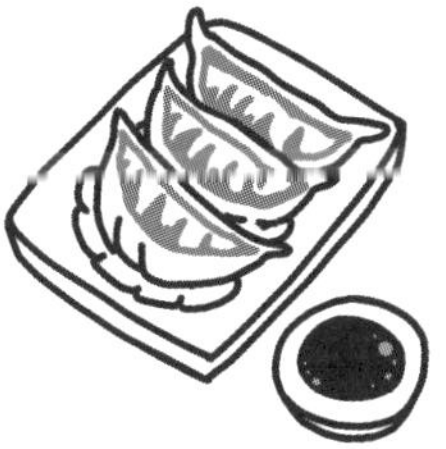

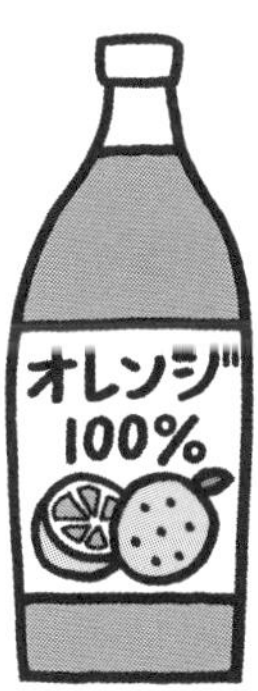

天ぷら、ギョウザ、お好み焼き
などの小麦製品

果物ジュース、
野菜ジュース、清涼
飲料水などの飲み物

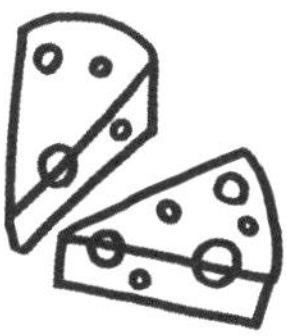

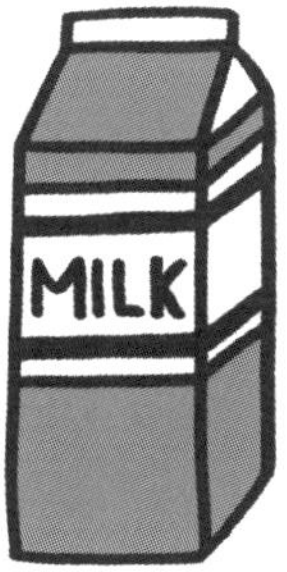

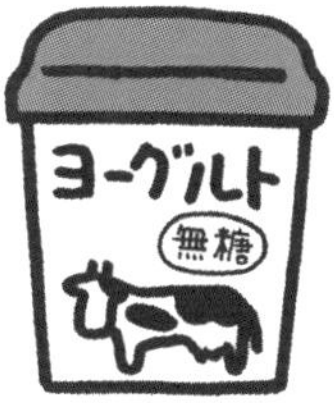

牛乳、チーズ、ヨーグルトなどの乳製品

『うつがよくなる食べ物、悪くなる食べ物』●目次

第1章
薬ではうつが治らない理由
改善のカギは「栄養」にあり！

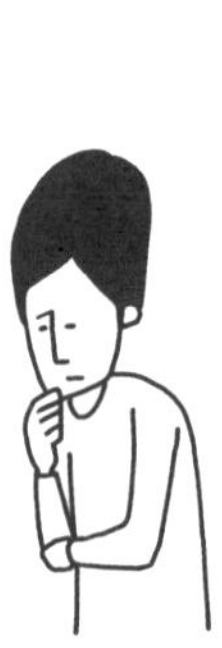

第2章

うつと関係している5つの栄養トラブル

最新栄養医学でわかった！

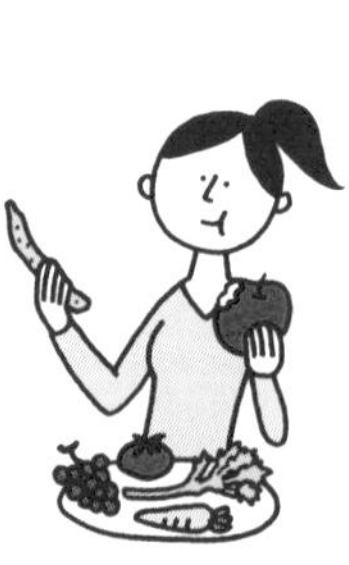

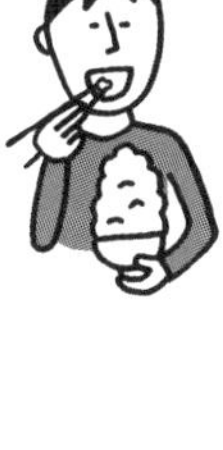

第3章

今日から食事を変えよう！ うつがよくなる食べ物、悪くなる食べ物

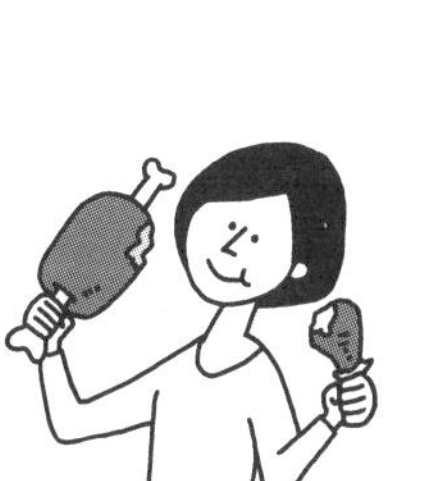

カバーイラスト　米村知倫
本文イラスト　村山宇希
本文図版・ＤＴＰ　ハッシィ
編集協力　樋口由夏

第1章

改善のカギは「栄養」にあり！
薬ではうつが治らない理由

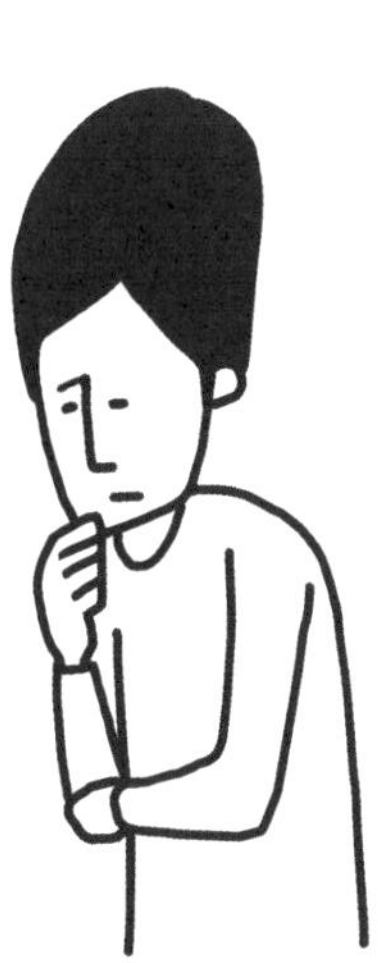

薬を飲んでいるのに、よくならないのはなぜ？

今、うつの患者さんは増え続ける一方です。厚生労働省によると、２００２年には71万１０００人、２００８年には１０４万１０００人だった「気分〔感情〕障害〔躁うつ病を含む〕」の総患者数は、２０１７年には１２７万６０００人にまで増えています。理由はいろいろ考えられますが、１つには「安易な診断」があるのではないでしょうか。

私はそれに加えて、ＳＳＲＩ〔選択的セロトニン再取り込み阻害薬〕の登場が大きいと考えています。副作用が少ないとされるこの薬が発売されて以降、処方する医師が増え、それと合わせるようにうつの患者数が増えたのです。

実際のうつ治療では、認知行動療法などによるカウンセリングがおこなわれているものの、その効果はあまり大きくなく、投薬を主体にした治療となっているのが一般的です。その結果、薬はどんどん増えていき、今やうつの多剤服用が問題となっています。そのため、多くの患者さんが薬から離れられずに悩んでいるのです。そして何よりも問題なのは、多くの薬を服用していても、症状がなかなか改善しないということなのです。

一般的なうつ治療

うつの診断

（米国精神医学会の診断基準『DSM-5』を使用）

投薬

・抗うつ剤
（SSRI：選択的セロトニン再取り込み阻害薬など）
・抗不安薬
・睡眠薬

カウンセリング

・認知行動療法など

【問題点】
・医師によって薬の処方が異なることがある
・依存や耐性をつくりやすい（特に抗うつ剤）
・改善しても、減薬すると症状がぶり返すことがある

【問題点】
・改善が見られない人もいる
・時間がかかることが多い
・倦怠感などの身体症状が改善しにくい
・十分なトレーニングを受けた医師や臨床心理士が少ない

栄養や代謝のトラブルでもうつは起こる！

精神科などの医師が診断基準にしている『ＤＳＭ』という診断マニュアルがあります。いわば精神科のバイブルのようなものですが、これまでのＤＳＭ分類の特徴は、「多軸評定」といって、患者さんが訴える症状以外の身体疾患や環境的な問題、パーソナリティ障害なども考え合わせ、総合的に判断することを提唱していました。ところが、最新版の『ＤＳＭ‐５』では、この多軸評定が強調されなくなってしまいました。

しかし、精神疾患の診断において、それと関係する身体疾患や栄養代謝のトラブルについて評価することは重要です。

例えば患者さんがうつ症状を訴えていたとしても、甲状腺《こうじょうせん》機能障害や糖尿病、たんぱく質やビタミンＢ群、ビタミンＣ、ビタミンＤ、鉄、葉酸の不足の有無、カルシウムやカリウムの代謝のチェックなどもおこなう必要があります。つまり、精神疾患と診断する前に、同じような精神症状を呈する一般的な体の病気や栄養欠乏を否定しなければいけないのです。ところが、それをしている精神科医はほとんどいないのが実情ではないでしょうか。

精神疾患の診断および対策に重要な一般身体疾患（抜粋）

〈内分泌疾患〉

- 甲状腺機能低下症
- 甲状腺機能亢進症
- 糖尿病

〈代謝疾患〉

- 高・低カルシウム血症
- 高・低カリウム血症
- 脱水

〈栄養疾患〉

- たんぱくカロリー性栄養失調症
- ビタミンB_6欠乏症
- ビタミンB_{12}欠乏症
- ビタミンC欠乏症
- ビタミンD欠乏症

〈血液および造血器の疾患〉

- 鉄欠乏性貧血
- 葉酸欠乏性貧血
- 薬剤過量投与

『DSM-Ⅳ』より改変

以前のうつの診断基準『DSM-Ⅳ』では、内分泌疾患や栄養疾患などを含めた多面的な評定がされていたが、最新版の『DSM-5』では変更された

脳内神経伝達物質が心をつくる

なぜ、私たちの心はさまざまに変化し、うれしい、悲しいといった感情が生まれるのでしょうか。そのとき置かれている状況や気分が心に働きかける、と考えている人が多いと思いますが、実は心のありようや感情の起伏は脳がつくっているのです。

脳には膨大な数の神経細胞が集まっていて、それぞれの細胞は固有の神経伝達物質を介して情報伝達をおこなっています。そして、その時々の心の状態や感情をつくり出すのもそのなかの神経細胞なのです。

感情や感覚の伝達を受け持っているのは、「興奮系」の神経細胞、「抑制系」の神経細胞、「調整系」の神経細胞です。この3つの神経細胞のバランスによって、心はさまざまな状態になり、感情も湧き上がってくるのです。

3つの神経細胞の関係は、昔懐かしいおもちゃ「やじろべえ」をイメージするとわかりやすいでしょう。中央の支点で左右に伸びた重しを支え、微妙なバランスをとるおもちゃです。興奮系と抑制系の神経細胞が左右の重しとなり、中央の支点にあたるのが調整系の

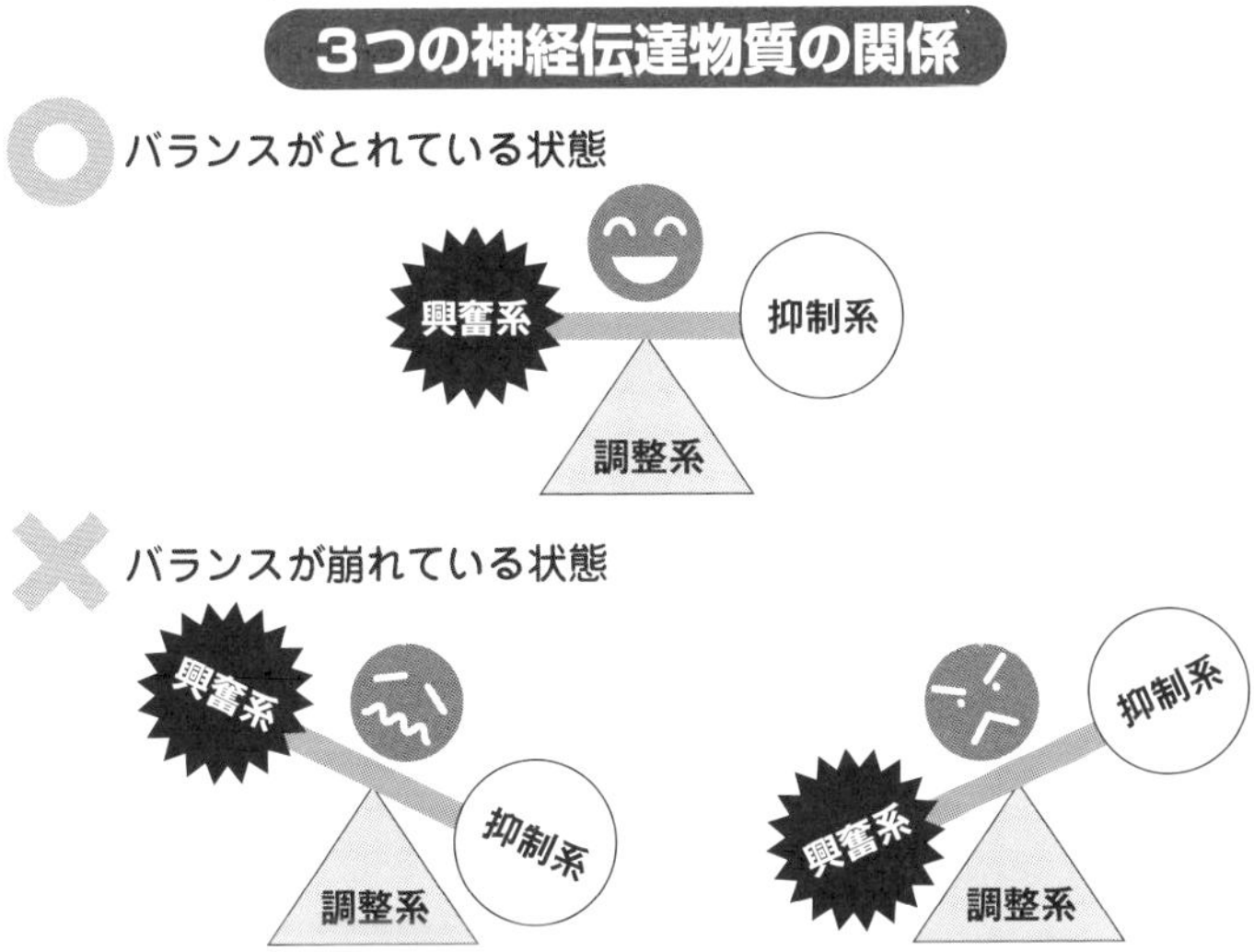

神経細胞である、と考えてください。

それぞれの系列の神経細胞から、神経伝達物質が適切に分泌されてバランスがとれていると、やじろべえは水平を保ちます。これが心も感情も安定した状態です。心が穏やかで気分がよく、体の調子もよく、動きも軽い。そんな状態のとき、脳の神経伝達物質のバランスは最も調和しているのです。

ところが、神経伝達物質のバランスが崩れると、安定が失われます。悲しみや怒り、イライラや不安などの感情が湧き上がってくるわけです。

うつに伴うそれらの感情は、脳のなかで神経伝達物質のバランスが崩れることで起きている、といっていいでしょう。

3つの脳内神経伝達物質の働き

興奮系、抑制系、調整系、それぞれの神経伝達物質にはどのようなものがあり、どんな働きをしているのでしょうか。

3つの神経伝達物質のなかで、一番種類が多いのが興奮系の神経伝達物質です。ドーパミン、グルタミン酸、アセチルコリン、ノルアドレナリンなどがそうです。

興奮系の神経伝達物質の種類が多いのには理由があります。

自然界の生物はいつ外敵に襲われるかもしれないという、危険と背中合わせの状況で生きています。つまり、常に生命の危険にさらされているというわけです。そのなかで生き抜くためには、攻撃と防御に関係する興奮系の神経伝達物質が不可欠になってくるのです。

これが適度に分泌されていると、元気があってやる気にもあふれ、ほどよい緊張感がありながら、気分もよいという好ましい心の状態になります。逆に不足すると、元気がなくなり、気分も暗く落ち込むことになるというわけです。

抑制系の神経伝達物質の代表格がGABA《ギャバ》（γ《ガンマ》－アミノ酪酸《らくさん》）です。抑制系はほかに

心をつくる脳内神経伝達物質の種類

タイプ	神経伝達物質	おもな作用
興奮系	ドーパミン	快感・陶酔感、情緒・認識、攻撃、創造性、運動機能
	グルタミン酸	記憶、神経細胞の興奮
	アセチルコリン	学習・記憶、睡眠
	ノルアドレナリン	目覚め、集中力、積極性、興奮・攻撃、不安、恐怖、痛みの軽減
抑制系	GABA	脳の興奮を抑制
調整系	セロトニン	行動は抑え、気分を保つ

もいくつかありますが、そのなかでも圧倒的にGABAが多く、神経細胞の30％を占めています。興奮した脳を鎮めるのがGABAの働き。興奮系がアクセルなら、抑制系はブレーキ役を果たしています。

調整系の神経伝達物質では、セロトニンが代表格です。セロトニンは興奮系の神経伝達物質に分類されますが、行動に対してはそれを抑えたり、鎮めたりするなど、抑制的に作用することから、調整系として扱われています。

うつの治療薬は、この3つの神経伝達物質のバランスを整えるような設計がされています。だから、症状も改善するわけですが、あくまでも効果は一時的なもの。先ほども述べましたが、実はそれが大問題なのです。

脳内神経伝達物質の原料はたんぱく質

セロトニン、ドーパミン、ノルアドレナリン、GABAといった神経伝達物質の材料はおもにたんぱく質です。

食事でとったたんぱく質は、消化管を移動しながら、消化酵素で分解され、アミノ酸になって脳に送られます。脳内にはL‐グルタミン、L‐フェニルアラニン、L‐トリプトファンの形で入ります。それからさらにいくつかの反応を繰り返して、神経伝達物質につくり変えられていきます。

神経伝達物質のなかでもセロトニンは不足しがちです。気持ちを鎮め、落ち着かせる作用があるセロトニンは、スムーズな睡眠に入っていくためにも不可欠です。

ところが、これがうまくつくれない人が多いのです。

セロトニンは、睡眠を司《つかさど》るメラトニンに変わりますから、セロトニン不足は、そのままメラトニン不足となります。その結果、うつの初期症状である睡眠障害につながっていくことにもなるのです。

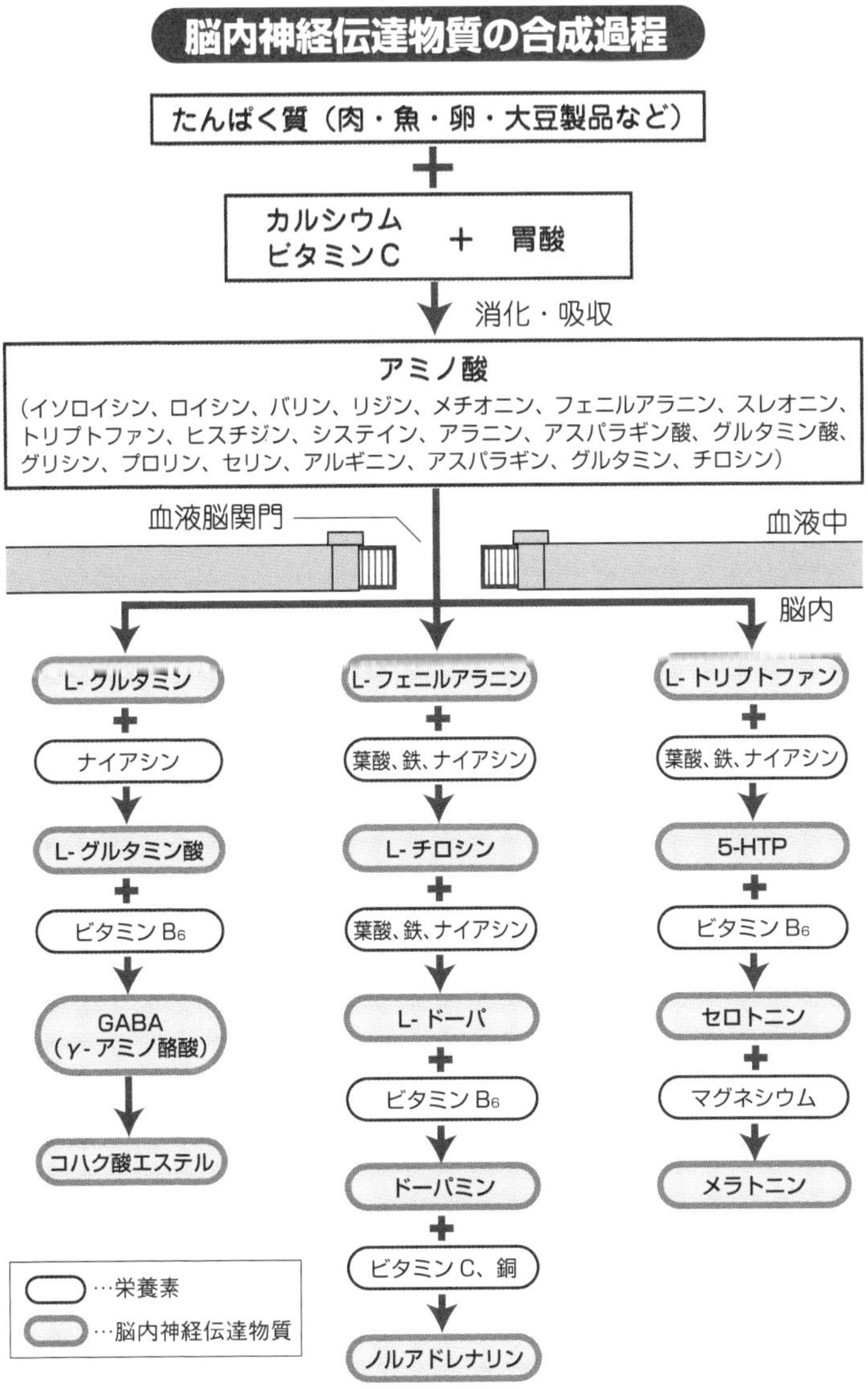
脳内神経伝達物質の合成過程
たんぱく質（肉・魚・卵・大豆製品など）
＋
カルシウム
ビタミンC
＋
胃酸
消化・吸収
アミノ酸
（イソロイシン、ロイシン、バリン、リジン、メチオニン、フェニルアラニン、スレオニン、トリプトファン、ヒスチジン、システイン、アラニン、アスパラギン酸、グルタミン酸、グリシン、プロリン、セリン、アルギニン、アスパラギン、グルタミン、チロシン）
血液脳関門
血液中
脳内
L-グルタミン
＋
ナイアシン
L-グルタミン酸
＋
ビタミンB6
GABA（γ-アミノ酪酸）
コハク酸エステル
L-フェニルアラニン
＋
葉酸、鉄、ナイアシン
L-チロシン
＋
葉酸、鉄、ナイアシン
L-ドーパ
＋
ビタミンB6
ドーパミン
＋
ビタミンC、銅
ノルアドレナリン
L-トリプトファン
＋
葉酸、鉄、ナイアシン
5-HTP
＋
ビタミンB6
セロトニン
＋
マグネシウム
メラトニン
…栄養素
…脳内神経伝達物質

脳の〝関所〟を通れる栄養素

人間にとって最も大切な「脳」。その脳に不要なもの、害のあるものが入ってこないよう、脳の〝関所〟の役割をしているのが「血液脳関門」です。有害なものは阻止しながら、同時に脳に必要な物質は血液脳関門を通過できるようになっています。例えばセロトニンの原料となるトリプトファンは、バリン、ロイシン、イソロイシンというアミノ酸の同じグループに属していますが、グループ内で比率の高いアミノ酸が、優先的にアミノ酸トランスポーター（運搬役）に選ばれて血液脳関門を通過できるしくみになっています。つまり、トリプトファンを脳に入れたいのなら、トリプトファンを増やすか、バリン、ロイシン、イソロイシンを減らせばいいわけです。

一方で、血液脳関門を素通りできる物質も存在します。

それが薬や抗うつ剤、アルコール、ニコチン、カフェインなどです。これらは本来、体内に取り入れられるものではありませんでした。そのため、血液脳関門のバリアを通過できてしまうのです。

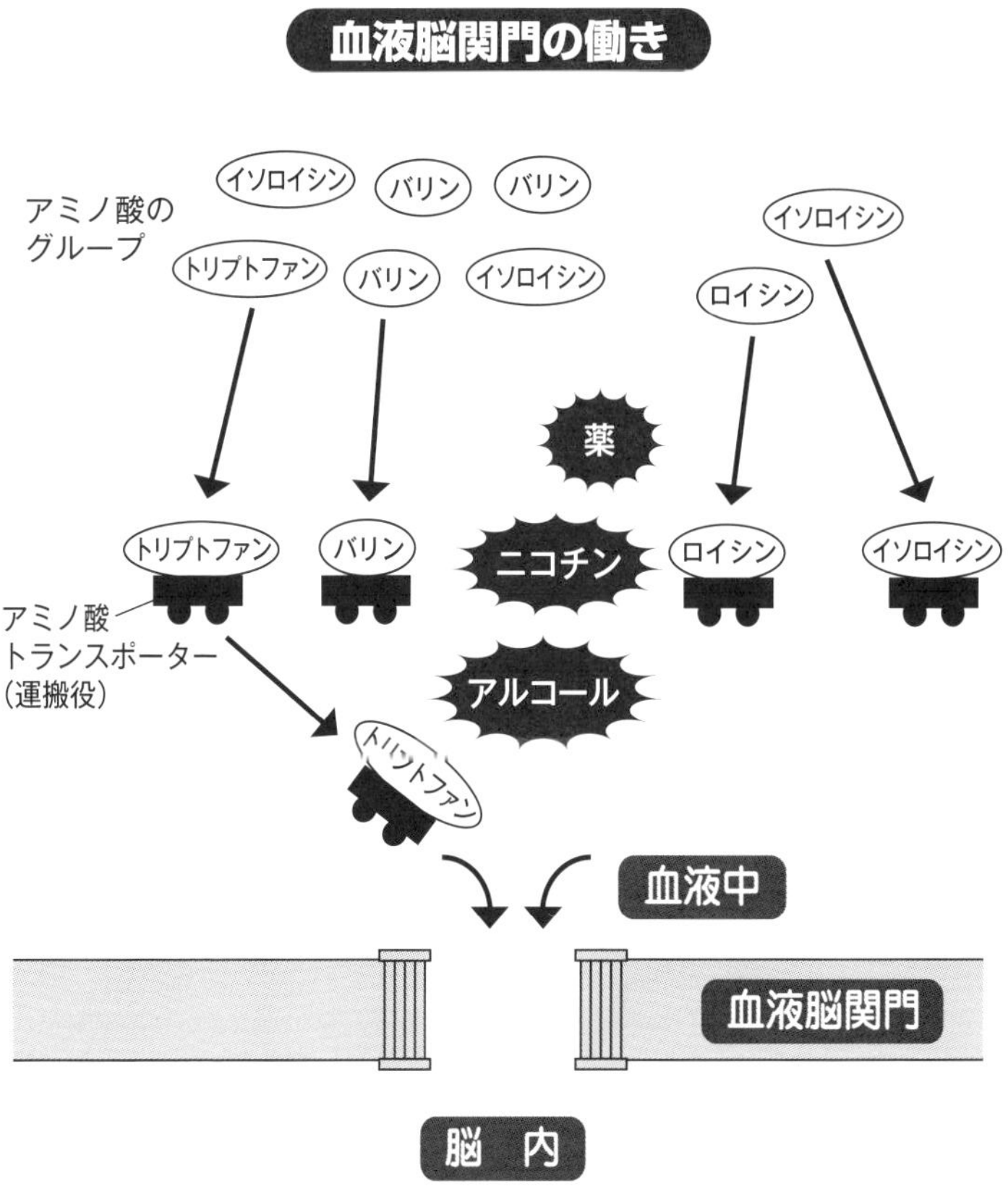

血液脳関門は脳の“関所”のようなもので、脳内に入れるものを選別している。
アミノ酸（栄養素）は、運搬役であるアミノ酸トランスポーターによって、脳内に運ばれる。
一方で、薬やアルコール、ニコチンなどは、そのまま脳内に入ることができる

「甘い物でイライラ解消！」の落とし穴

「甘い物を食べるとイライラがおさまる」

とよくいわれます。確かにそうなのですが、実はそこに大きな問題があるのです。

このとき関係している脳内神経伝達物質はセロトニンです。セロトニンは、トリプトファンというアミノ酸をもとにつくられます。

甘い物をとることで血糖値が上がると、インスリンが分泌されます。すると、同じアミノ酸のグループであるバリン、ロイシン、イソロイシンが減り、トリプトファンの比率が上がるのです。その結果、トリプトファンが優先的に血液脳関門を通過し、セロトニンが合成されるというわけです。

しかしこれは一時的なことで、継続的にセロトニンがつくられるようになったわけではありません。さらに甘い物がほしくなる、血糖値の上下が激しくなることにより自律神経に悪影響が出る、というデメリットもあります。

甘い物でイライラがおさまるのは、あくまでもその場しのぎであると考えてください。

甘い物を食べるとなぜイライラがおさまるのか

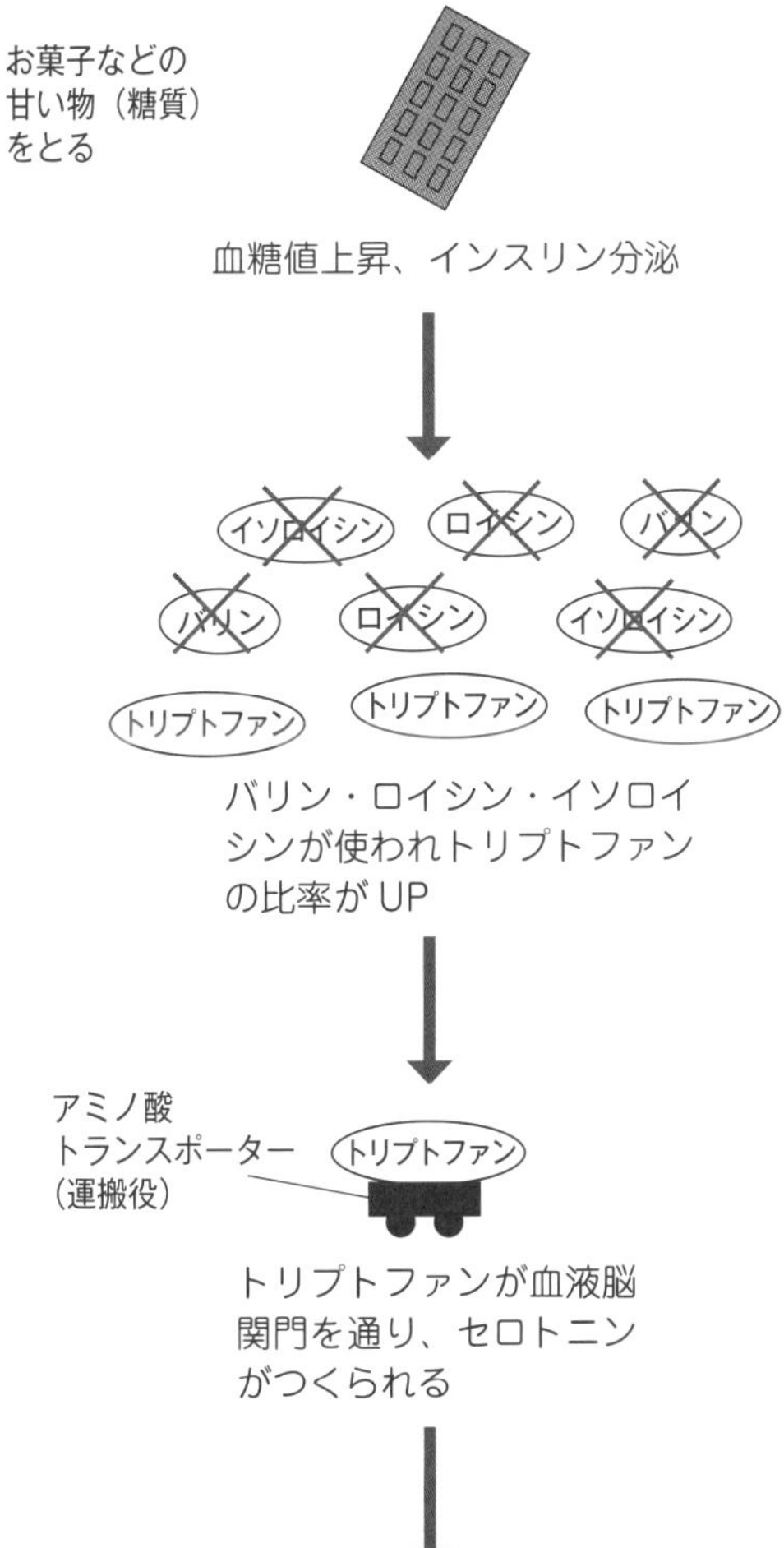

結果的に、脳内でのセロトニンの合成が増える

意外に重要なビタミン、ミネラル

神経伝達物質の合成がうまくいかない原因は、材料となるたんぱく質の不足と、合成に必要な各種ビタミンと鉄やマグネシウムなどのミネラル不足です。

ナイアシンや葉酸なども含んだビタミンB群は、脳内神経伝達物質を合成する随所でかかわっています。鉄が必要な経路には、ノルアドレナリンやセロトニンの合成が含まれているため、鉄不足の女性はうつ症状が出やすくなります。またメラトニンはセロトニンの下流にある反応で合成されるため、鉄不足は睡眠のリズムを乱す原因にもなります。

ビタミンB群のうち、特にビタミンB_6不足に強く影響を受けるのがGABAの合成です。ビタミンB群不足はGABAの合成が阻害され、不安、焦燥感、イライラ、中途覚醒や悪夢など睡眠のトラブルの原因になるのです。

うつ症状や睡眠障害の治療のために薬を使っているときには、脳内神経伝達物質が自然につくられるように、たんぱく質を十分に摂取し、ビタミンB群と鉄やマグネシウムなどのミネラルを補充することが大切です。

ビタミン、ミネラルがないと神経伝達物質の合成が進まない

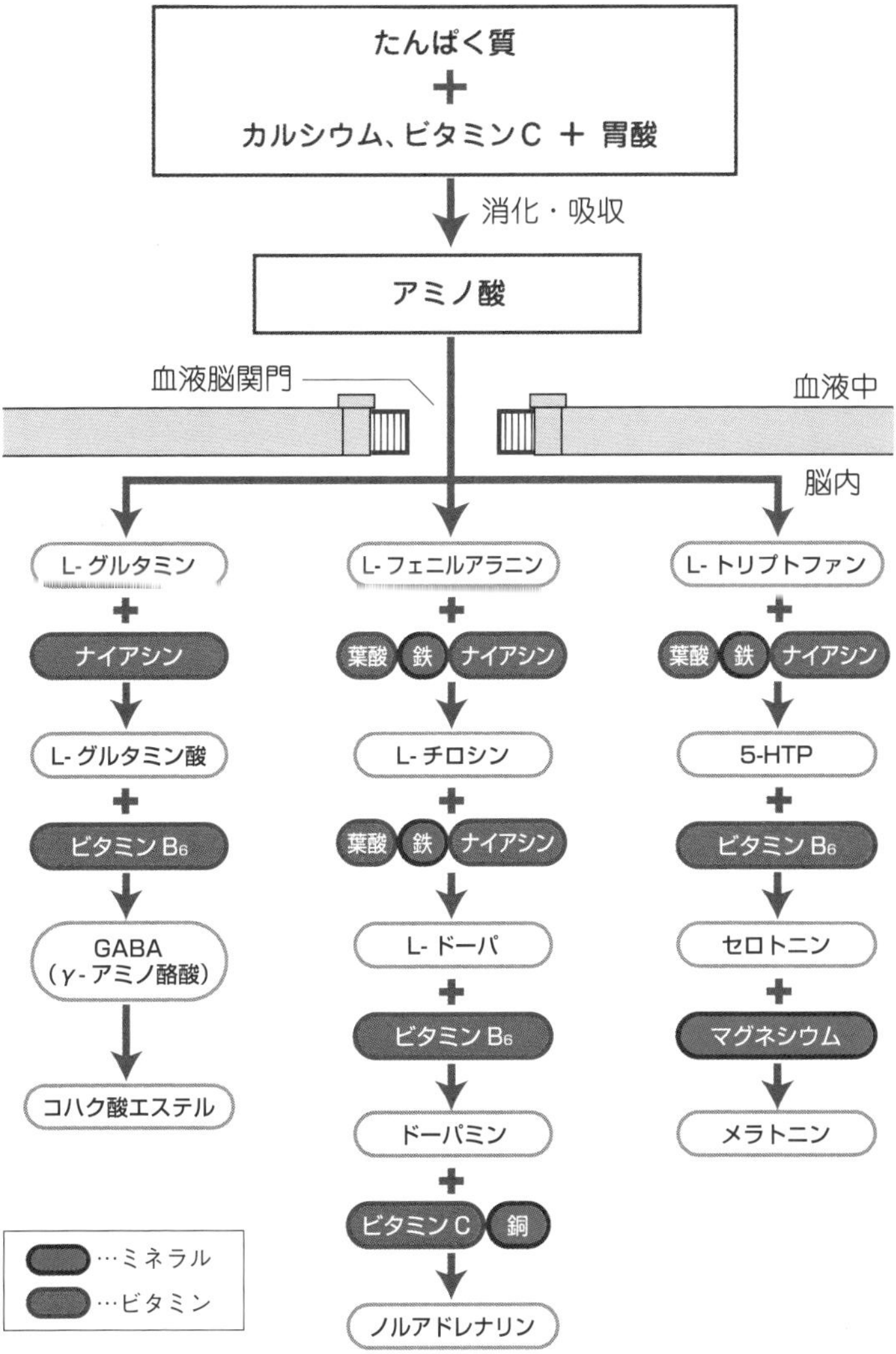

栄養素を重視するオーソモレキュラー療法

私たちの体は約60兆個（37兆個という説もある）の細胞でできています。その細胞がそれぞれの機能をしっかり果たすことによって、体は健康に保たれ、生命が維持されているわけです。では、細胞をつくっているのは何でしょう？　たんぱく質や脂質、糖質などの栄養素です。

栄養素の供給源は、もちろん、毎日の食事です。食べたものによって細胞はつくられ、食べたものによって私たちは生命を維持しているのです。

この考え方を前提としているのが「オーソモレキュラー療法」です。「栄養療法」、「分子整合栄養療法」とも呼ばれます。

オーソモレキュラー療法では、適切な食べ物を適切な量、適切なバランスで食べていたら、細胞は元気に働き、体も適切（健康）な状態になると考えます。うつと関係しているのは脳の神経細胞であると先ほど述べました。脳の神経細胞も、必要な栄養素（食べ物）を供給することで、細胞の分子（栄養素）が生まれ変わり、症状が改善していくのです。

オーソモレキュラー療法とは

オーソモレキュラー療法
(Orthomolecular nutrition and medicine)

生体内に正常にあるべき分子(molecule)を至適濃度に保つ(ortho)充分量の栄養素（nutrition）を摂取することによって生体機能が向上し、病態改善が得られる治療法（medicine)。「分子整合栄養療法」ともいわれる

●オーソモレキュラー療法の考え方

私たちの体は約60兆個の細胞で構成されている

↓

体はすべて食べ物（栄養）という分子によって構成されている

↓

病気、炎症、老化は栄養不足が原因
・病気＝細胞の故障
・炎症＝細胞が激しく壊れている状態
・老化＝細胞の衰え、数の減少

↓

至適な量の栄養をとることで、病気や炎症の改善、老化を防げる!

2人の化学者の研究から生まれた画期的な治療法

オーソモレキュラー療法は、1960年代からアメリカやカナダでおこなわれてきた治療法です。カナダの精神科医エイブラム・ホッファー博士は、ペラグラというナイアシンの欠乏症で強い精神症状が起こることから、多くの精神症状はナイアシンなどの栄養素の不足が原因であるという仮説を提唱し、統合失調症へのナイアシン療法を確立しました。

一方、2回ノーベル賞を受賞したライナス・ポーリング博士の研究は多岐にわたり、ビタミンCをはじめとする栄養素を至適量摂取することによって、病気を予防したり治療することも研究していました。そのためポーリング博士は、ホッファー博士の精神症状へのナイアシン療法を理論的に妥当なものであるとし、1968年、権威ある科学雑誌である『サイエンス』誌に「オーソモレキュラー精神医学」という論文を投稿しました。

オーソモレキュラーとは、分子（molecular）を整える（ortho-）治療法という意味であり、ポーリング博士の造語になります。この分子とは、すでに体のなかに存在する分子であり、すべて栄養素から供給されるものになります。

オーソモレキュラー療法を生んだ２人の化学者

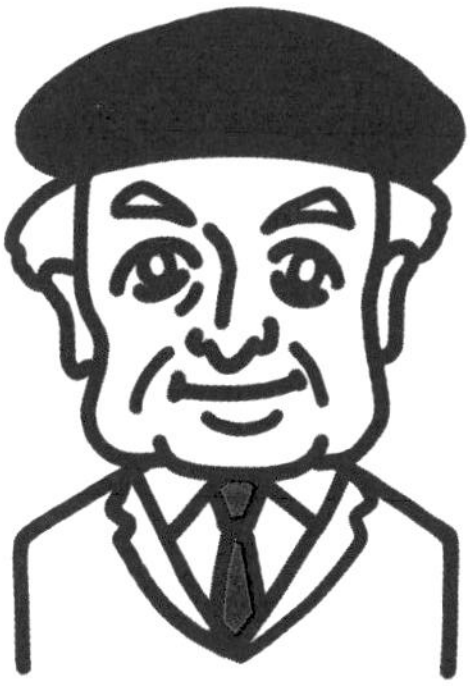

ライナス・ポーリング
（1901 年～ 1994 年）

アメリカの生化学者。1954 年、化学結合を量子力学の観点から解明した研究でノーベル化学賞を受賞。1962 年には核兵器廃絶運動の業績によりノーベル平和賞を受賞。異なる分野で２つの賞を受賞したのは個人初。「ビタミンCの大量摂取が風邪に効く」など、分子整合医学の基礎となる考え方を提唱し、ホッファー博士と共同研究をおこなう。

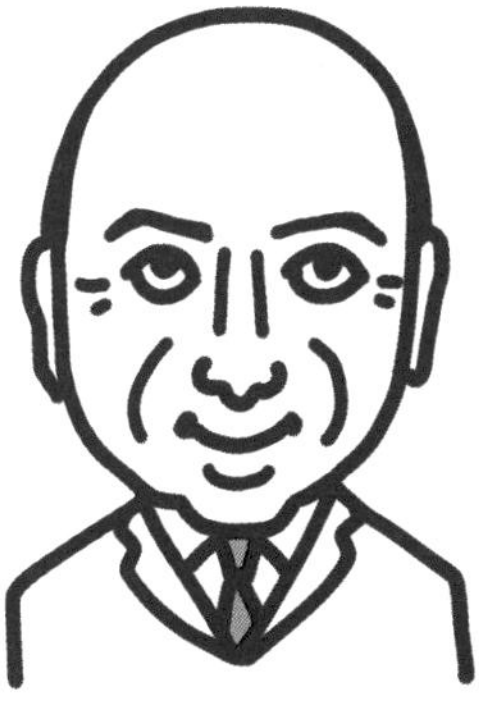

エイブラム・ホッファー
（1917 年～ 2009 年）

カナダの精神科医。医学博士。理学博士。ビタミンの研究者として、ナイアシンの欠乏によって精神症状が生じることに興味を持ち、医学部へ入学し精神科医となる。統合失調症へのナイアシン投与の有効性を示し、ポーリング博士とともにオーソモレキュラー療法を確立した。

診断の決め手となる詳細な血液検査

オーソモレキュラー療法では、慢性に継続しているつらい症状や病気と関係する、栄養や代謝のトラブルを補正することが優先されます。栄養や代謝のトラブルを評価するために多くの検査方法がありますが、オーソモレキュラー療法では血液検査を重視します。そしてその血液検査には特徴があります。

通常では、貧血でなければ鉄は十分であると判断されるのですが、栄養療法の血液検査では、血液のなかに溶け込んでいる鉄量の測定、肝臓などにストックされている貯蔵鉄の量の測定……といったことまでおこないます。このように多項目にわたってチェックすることで、貧血という症状があらわれる前に、体で起きている鉄不足が発見できるのです。

ちなみに、胃の状態も血液検査からわかります。栄養療法では、消化・吸収の機能が正しく働くことが極めて重要になります。その判定やピロリ菌の有無なども、チェック項目になっています。といっても、採取する血液の量は20cc程度ですから、体への負担は通常の検査と変わりません。

健康診断とオーソモレキュラー療法の血液検査の違い

血液検査

通常の診断

・基準値を参考にする
・病気の診断が目的

オーソモレキュラー療法的診断

・栄養の過不足はないか
・代謝のトラブルはないか
・病気になる前の問題点を見つける

・血液検査の基準値は母集団の95%が含まれる範囲であり、通常では病気の有無を判断するために用いられる
・オーソモレキュラー療法における血液検査の評価は、基準値にとらわれることなく、栄養や代謝のトラブルを評価する
・そのため、基準範囲内であっても、改善が必要と評価されることが多い

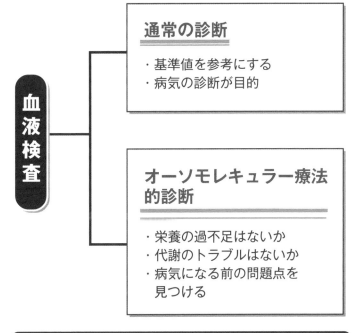

自律神経の不調がわかる「5時間糖負荷検査」

環境の変化やストレスなどに対して、体温・血圧・脈拍などを調節しているのが自律神経です。甘い物を食べたあとに血糖値が上がりすぎるのを防いだり、空腹時に血糖値が下がりすぎるのを防ぐのも、実は自律神経によって調節されています。

自律神経の不調は、一般的な検査ではわからないことが多く、体質やときにはメンタルの問題と片づけられてしまうことが多くあります。オーソモレキュラー療法では、5時間糖負荷検査をおこない、自律神経の働きを評価することを重視しています。

ブドウ糖摂取後、血糖値が急激に上がらないように調節するのがインスリンです。インスリンの効きが悪くなったり腸の働きが悪くなると、血糖値が急上昇するようになります。血糖値がピークを迎えたあとは、自律神経の働きによってゆっくりと血糖値が下がります。血糖値が下がる速度が速すぎたり、下がりすぎたりすると、自律神経の交感神経が刺激され、動悸・頭痛・発汗・不安・イライラなど多彩な症状が起こってしまいます。これらの症状からパニック障害や不安障害などと診断されていることも多くあります。

5時間糖負荷検査の血糖曲線の例

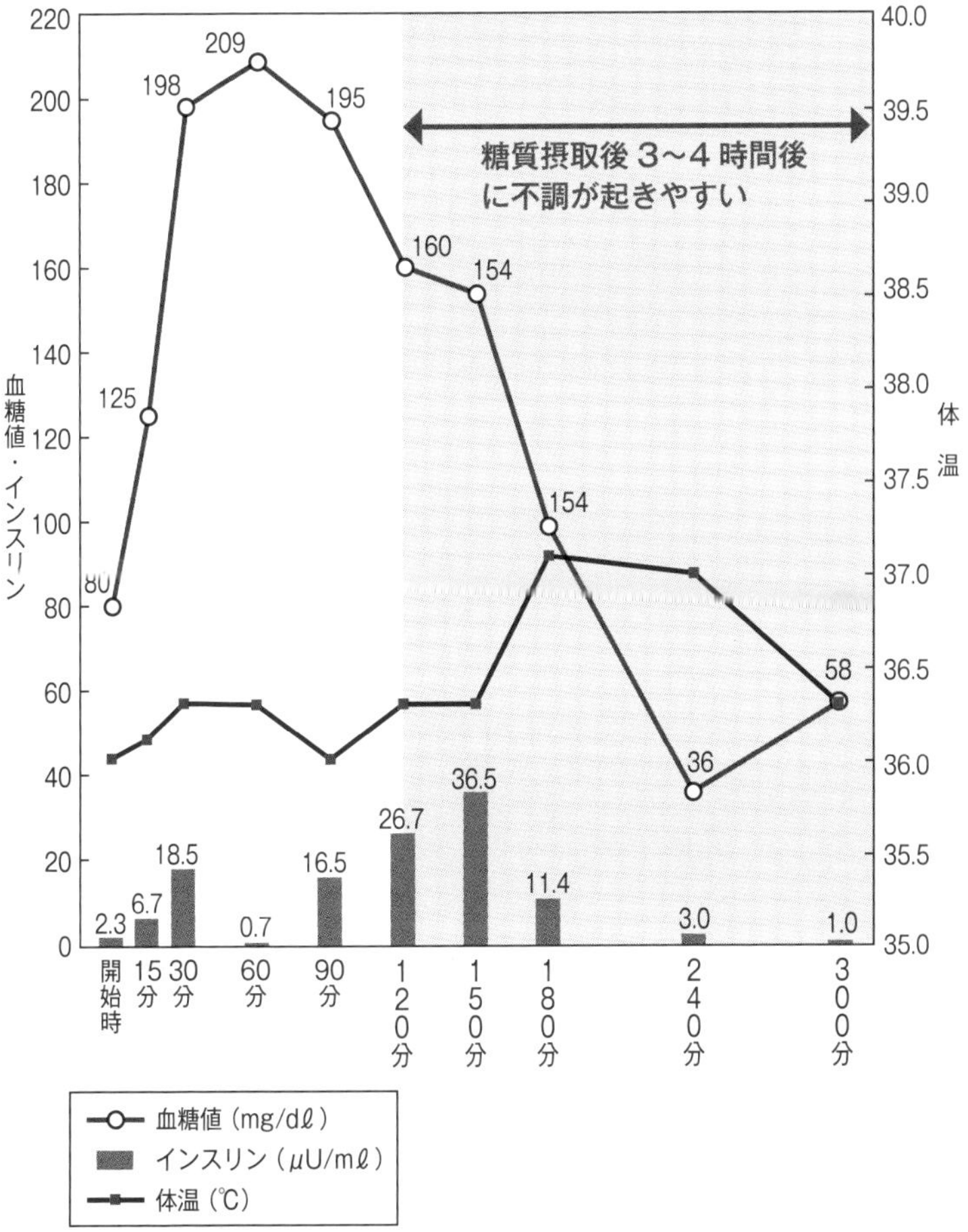

糖尿病の診断のためにおこなう２時間糖負荷検査では、２時間後以降に起こる変化を見逃してしまうため、オーソモレキュラー療法では５時間糖負荷検査をおこなっている

セロトニンが減るとやる気がなくなる理由

うつに対応するオーソモレキュラー療法では、うつ症状をもたらしている脳の栄養状態を調べ、不足している栄養素を見極めて、それを補い、症状の改善をはかります。症状だけに目を向け、薬でそれを抑え込もうとする投薬治療とは明らかに違います。

うつの典型的な症状に「やる気が出ない」というものがあります。原因の1つとされるのが、脳内神経伝達物質であるセロトニンが十分に分泌されないことです。

セロトニンなどの神経伝達物質が入っているのは、脳の神経細胞のシナプス小胞と呼ばれる、ブドウの房のような形をした部分です。心がやる気がない状態に陥ると、シナプスを介して「やる気を出さなきゃダメだぞ！」という電気信号が伝わり、シナプス小胞からセロトニンが放出されます。セロトニンは次の神経細胞のシナプスの受容体でキャッチされ、さらに次へと伝えられて、〝やる気〟が喚起されるわけです。そして、信号の伝達が終了すると、受容体から外され、シナプス小胞に再吸収されてキープされることになります。セロトニンが不足すると、このメカニズムがうまく働きません。

セロトニン不足とうつの関係

正常な場合

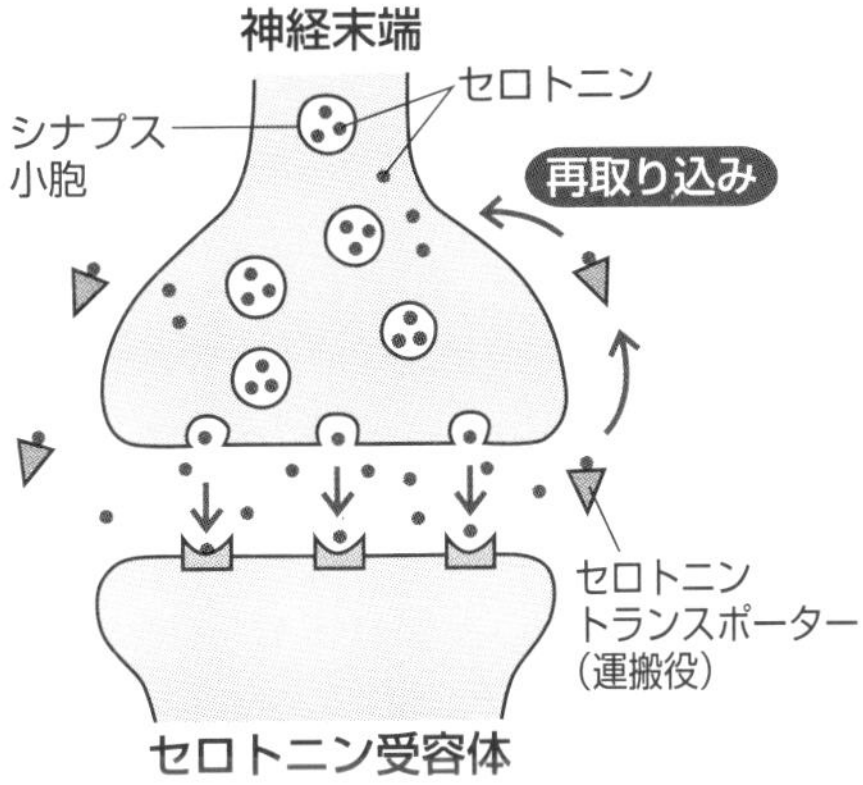

セロトニンがたくさんあるため
脳の情報伝達がスムーズ

うつの場合

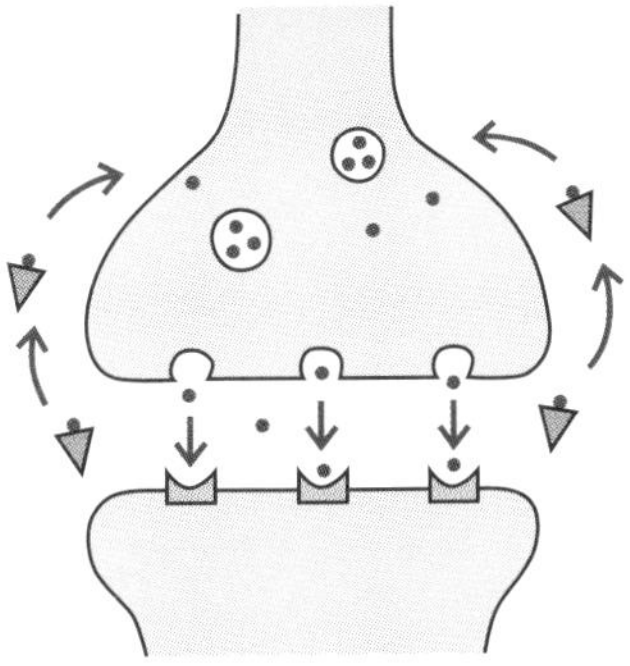

セロトニンが少ないため情報
伝達がうまくいかない

栄養摂取でセロトニンそのものを増やす！

投薬治療で使うＳＳＲＩという薬は、再吸収をブロックすることで、シナプス間のセロトニンの濃度を高め、電気信号の伝達をスムーズにおこなわせようとします。濃度が高まれば、確かにやる気がない状態は改善されますが、再吸収されないため、シナプス小胞内のセロトニンは減ってしまいます。そのため、使っているうちにＳＳＲＩの効き目は悪くなり、量が増える、種類を変えなければ効かない、ということになってしまうのです。

一方、オーソモレキュラー療法は、セロトニンそのものを増やそうとするアプローチです。セロトニンを増やすために、その材料となる栄養素を十分に供給するのです。セロトニンの材料となるのは、アミノ酸や鉄、亜鉛、ビタミンＢ群など。まず、食事でそれらがとれるようにメニューを工夫し、同時にサプリメントを活用して補います。セロトニンが増えれば、やる気を出すメカニズムも自然に働き、症状はどんどん改善されていき、最終的には薬と縁を切ることも可能になります。精神疾患の投薬治療では副作用という問題がありますが、栄養療法なら〝副作用ゼロ〟で症状を改善していくことができるのです。

投薬治療とオーソモレキュラー療法の違い

投薬治療（SSRI）の場合

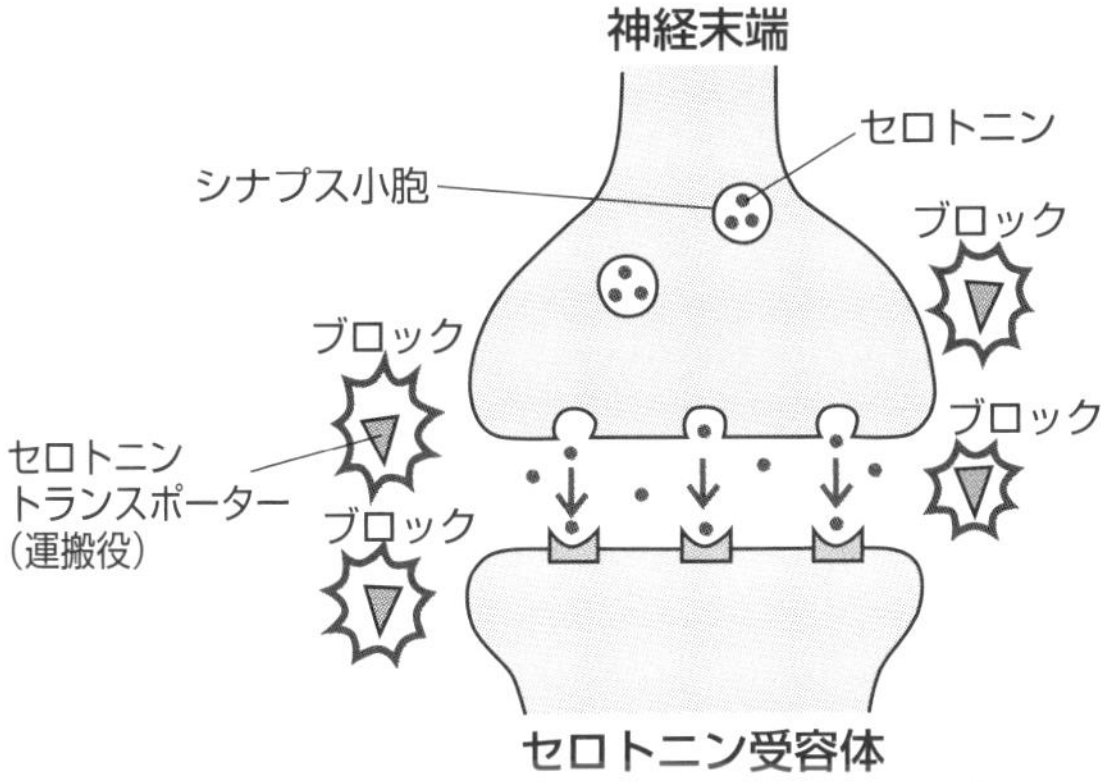

セロトニンの再取り込みをブロックすることで、シナプスの間のセロトニンを増やす

オーソモレキュラー療法の場合

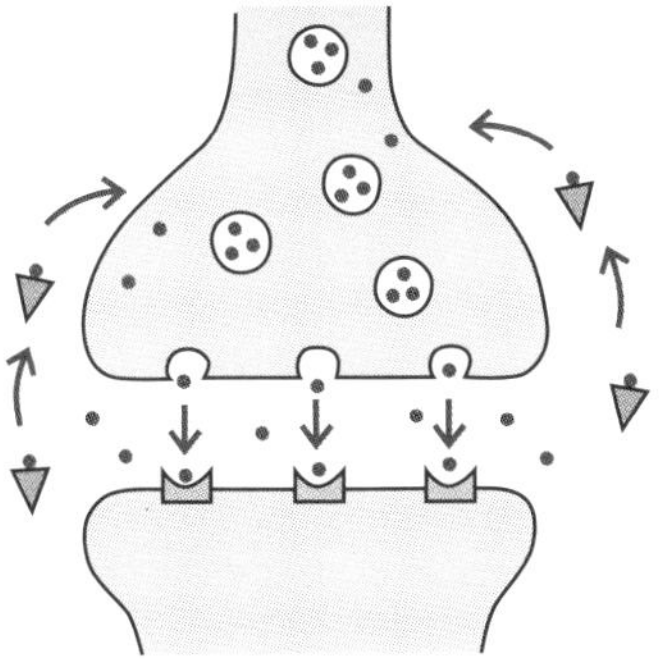

セロトニンの原料をとることで
セロトニンそのものを増やす

コラム Dr.溝口の栄養医学講義

五大栄養素の働き　①たんぱく質

私たちの体のほとんどは、三大栄養素の1つであるたんぱく質でできています。皮膚、筋肉、骨、歯、髪、爪などはもちろん、ホルモンの材料もたんぱく質です。また、体内では休みなく代謝（ある物質を別の物質に変える化学反応）がおこなわれていますが、その代謝に欠かせないのが酵素です。神経伝達物質の合成など、脳のなかでのさまざまな反応にも、酵素や補酵素が深くかかわっています。酵素の材料も基本的にはたんぱく質です。私たちの体も脳も、たんぱく質に大きく依存しているのです。

ここで酵素について簡単に説明しましょう。酵素は消化酵素、代謝酵素の2つに大別されます。食べ物の消化や分解、吸収のプロセスで働くのが前者。でんぷんを分解するアミラーゼ、脂肪を分解するリパーゼ、たんぱく質を分解するプロテアーゼなどがその代表的なものです。一方、代謝酵素は消化管から体内に入ってきた物質に働きかけます。代謝酵素が働くことで、物質が別の物質につくり変えられるのです。

すでに興奮系、抑制系、調整系という3つの神経伝達物質についてはお話ししましたが、それらがつくられるときにも、当然、酵素が重要な働きをします。

「だったら、酵素食品をせっせととったほうがいい？」と考えるかもしれませんが、酵素食品や飲む酵素は、消化の過程で分解され、アミノ酸の形で体内に入ってきます。酵素のまま入ってくるわけではありませんから、効果はそれほど期待できないのです。

大切なのはやはり、材料であるたんぱく質を十分に体内に供給することです。食事で良質なたんぱく質をたっぷりとる。足りなければサプリメントで補う。これが〝酵素を効率よくつくって、うまく活かす〟ための最も正しい考え方です。

たんぱく質の種類はほぼ無限にある、といっていいでしょう。構造としては約20種類のアミノ酸がさまざまな組み合わせでつながっているのですが、その組み合わせやつながり方で、独自のたんぱく質が形成されています。

ところが、ここにもちょっとした問題があります。たんぱく質が豊富な食品には肉や魚、豆腐や納豆などの大豆製品がありますが、それらをたくさん食べれば、そのまま体内にたんぱく質が供給されるわけではないのです。

調理法や食べ合わせによって、体内に取り込まれるたんぱく質の量は変わってきます。摂取のポイントは第2章でお話ししましょう。

たんぱく質がアミノ酸になるプロセス

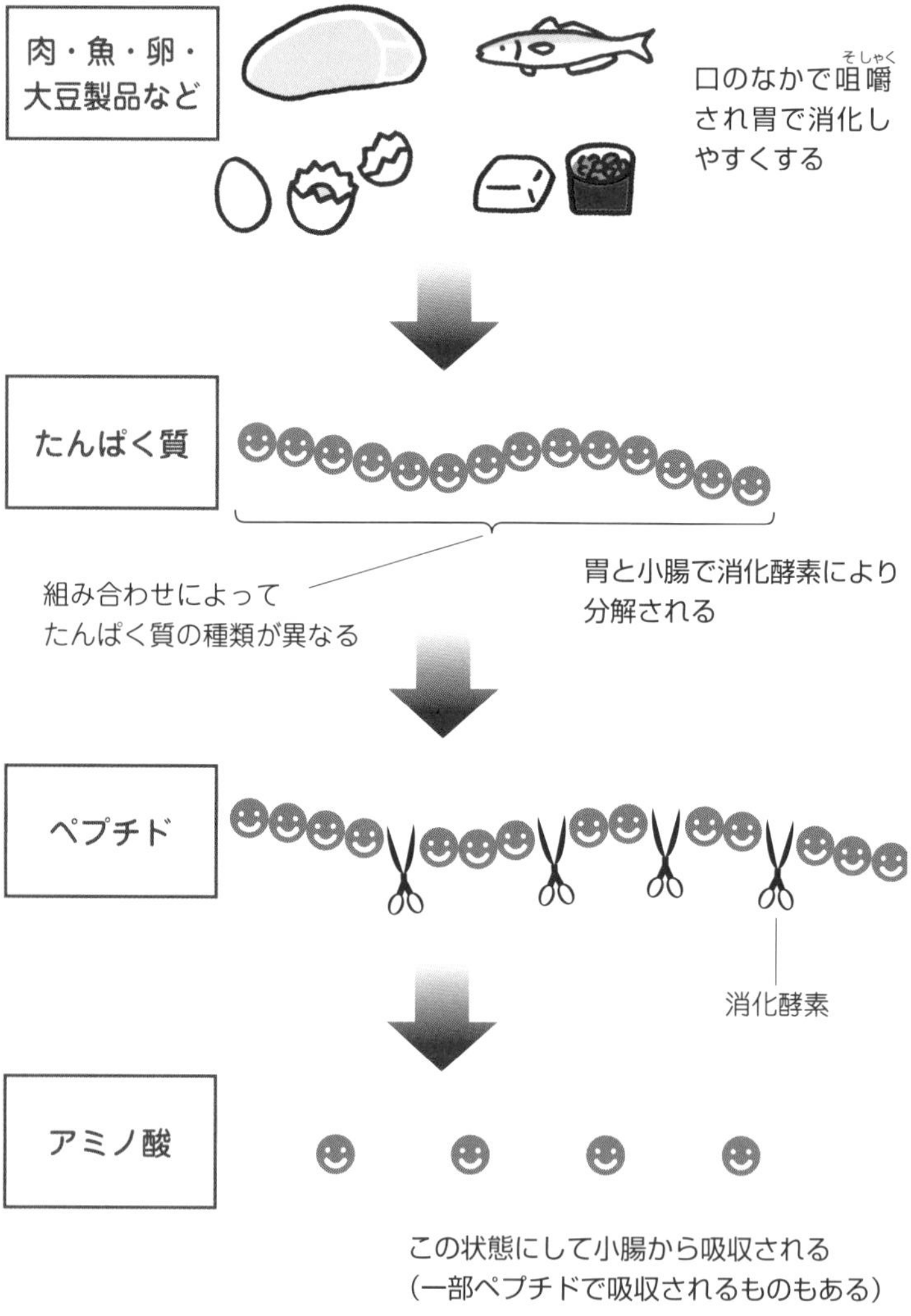
肉・魚・卵・
大豆製品など
口のなかで咀嚼《そしゃく》
され胃で消化し
やすくする
たんぱく質
組み合わせによって
たんぱく質の種類が異なる
胃と小腸で消化酵素により
分解される
ペプチド
消化酵素
アミノ酸
この状態にして小腸から吸収される
（一部ペプチドで吸収されるものもある）

五大栄養素の働き　②脂質

脳と体の最大のエネルギー源は脂質です。そして、細胞膜をつくっているのも脂質です。細胞の形とやわらかさは、細胞膜によって決まります。形を整えているのがコレステロール（これも脂質）、やわらかさを決めているのが脂肪酸です。細胞の内側と外側では常に情報交換がおこなわれています。それを的確にスピーディにするカギを握っているのが、形とやわらかさ、つまり、それを決めている細胞膜の状態なのです。

特に脳の神経細胞は処理する情報量がケタ違いに多いため、形が複雑になっています。コレステロールが果たしている役割は極めて重要。体内のコレステロールの実に約4分の1が神経細胞に集中している理由は、そこにあります。

また、コレステロールは、女性ホルモンやステロイドホルモンの材料にもなっています。それらをつくるためにも、体内にコレステロールが十分なければいけません。

ともすると〝悪役〟にされてしまいがちなコレステロールですが、むしろ体にも脳にも、おおいに役立っているのです。

脂質の主成分は脂肪酸です。体のなかには20種類ほどの脂肪酸があり、食べ物からも取り入れられていますし、体内でもつくられています。

そして脂質には、よい脂肪酸と悪い脂肪酸があります。

〝悪〟の代表であるトランス脂肪酸は、老化やがん、心臓病へのリスクが指摘されています。トランス脂肪酸はマーガリンやショートニングに多く含まれています。パンやクッキーなどのお菓子類の加工食品にも含まれており、原材料名欄に「植物性油脂」と記載されていることもあります。また、揚げ物や炒め物によく使われるコーン油、ベニバナ油、大豆油など植物系の油に含まれているのは、オメガ６系（リノール酸）と呼ばれる脂肪酸です。これは〝悪玉〟ではありませんが、現代人はとりすぎているのが問題です。

一方、背の青い魚に含まれるＥＰＡ（エイコサペンタエン酸）、ＤＨＡ（ドコサヘキサエン酸）、シソ油や亜麻仁油に含まれるα《アルファ》-リノレン酸など、オメガ３系と呼ばれる脂肪酸の摂取は減っています。

細胞の機能を高めるうえでは、この２つのバランスがとれていることが大切ですが、一般的な食生活では、大きくオメガ６系の摂取過多に傾いています。魚や魚油でオメガ３系を積極的にとり、あわせてオメガ６系を減らす工夫が必要です。

炎症を抑える決め手は脂肪酸

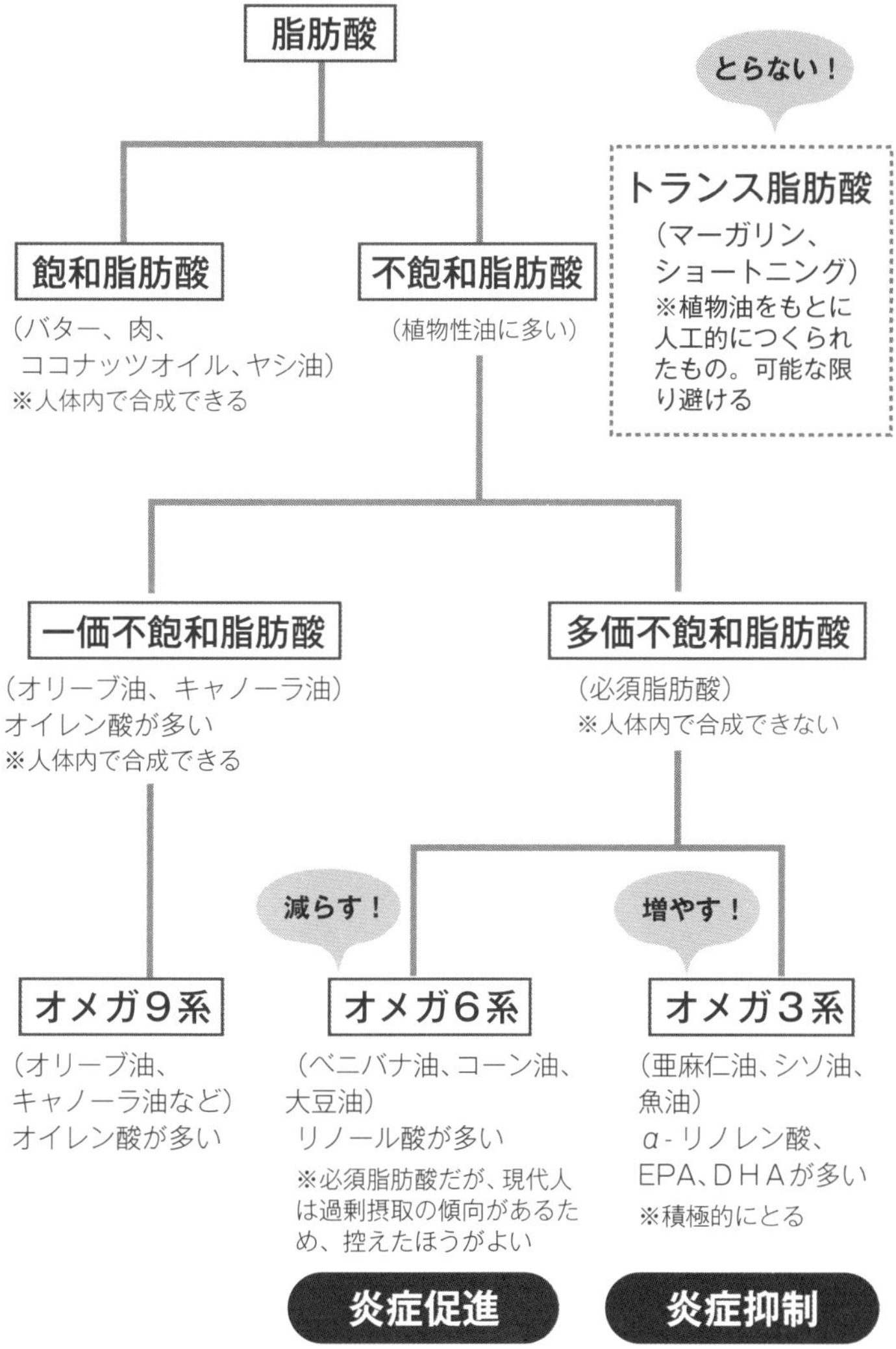
脂肪酸
とらない！
トランス脂肪酸
（マーガリン、
ショートニング）
※植物油をもとに人工的につくられたもの。可能な限り避ける
飽和脂肪酸
（バター、肉、
ココナッツオイル、ヤシ油）
※人体内で合成できる
不飽和脂肪酸
（植物性油に多い）
一価不飽和脂肪酸
（オリーブ油、キャノーラ油）
オイレン酸が多い
※人体内で合成できる
多価不飽和脂肪酸
（必須脂肪酸）
※人体内で合成できない
減らす！
増やす！
オメガ9系
（オリーブ油、
キャノーラ油など）
オイレン酸が多い
オメガ6系
（ベニバナ油、コーン油、
大豆油）
リノール酸が多い
※必須脂肪酸だが、現代人は過剰摂取の傾向があるため、控えたほうがよい
オメガ3系
（亜麻仁油、シソ油、
魚油）
α-リノレン酸、
EPA、DHAが多い
※積極的にとる
炎症促進
炎症抑制

五大栄養素の働き　③糖質（炭水化物）

糖質も、私たちの体の重要なエネルギー源の1つです。

体温の維持、筋肉を動かす原動力といった重要な役割を担っている糖質は、私たちが摂取するエネルギーの60％を占めています。また、糖質は、脳のエネルギー源でもあります。

糖質といって私たちがまず連想するのは、クッキーやケーキなど、砂糖を多く含む食べ物かもしれません。

砂糖たっぷりの甘い物を食べると、疲れもとれるし、脳にもいい。「疲れたから、甘い物を食べて回復させよう」、そう考えている人は少なくないはずです。

しかし、脳のエネルギー源になっているのは、砂糖ではなく、血液中のブドウ糖です。「砂糖＝脳のエネルギー」というのは間違いなのです。むしろ、疲れたときに砂糖をとりすぎると、余計に疲れてしまうのです。

また糖質は、砂糖などの甘い物だけではありません。

ごはんやパン、めん類など、いわゆる「主食」と呼ばれる炭水化物も糖質です。

現在の食生活では、ごはんにしろパンにしろ、精製された白い物をとる機会がとても多くなっています。朝は食パン、昼はパスタ、夜は白米、という食生活も、まったく珍しいことではありません。

つまり、私たちはエネルギー源の多くを「糖質」に頼っている面が、とても多くなっているのです。

後ほど説明しますが、糖質がエネルギー源の大半を占めてしまうことによる弊害は、たくさんあります。

糖質をとりすぎてしまうと、脳が安定した状態で働かなくなります。

脳を安定した状態で働かせるためには、血中のブドウ糖、つまり、血糖の数値を一定にキープするのがポイントです。そのためには、食べたものが分子レベルに分解され、腸壁から吸収されるスピードを、ゆるやかにする必要があります。

糖質は、たんぱく質や脂質に比べて、吸収が速く、短時間で血糖値を上げます。血糖値が急激に上がり、また、急に下がることが、脳の大きなストレスになるのです。ですから、血糖値の乱高下を避けなければいけません。

糖質と炭水化物の違い

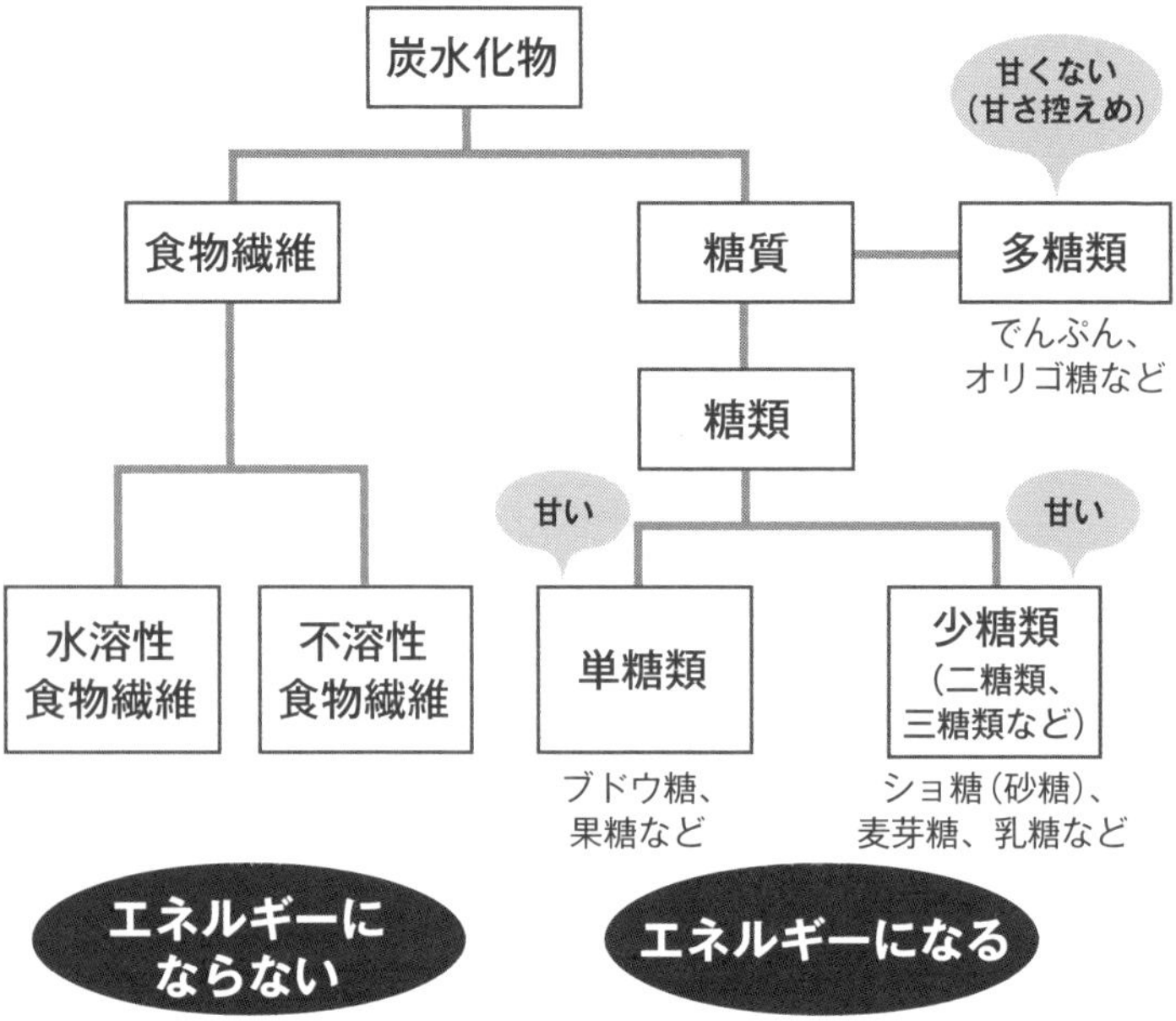

●炭水化物から食物繊維を除いたものが糖質

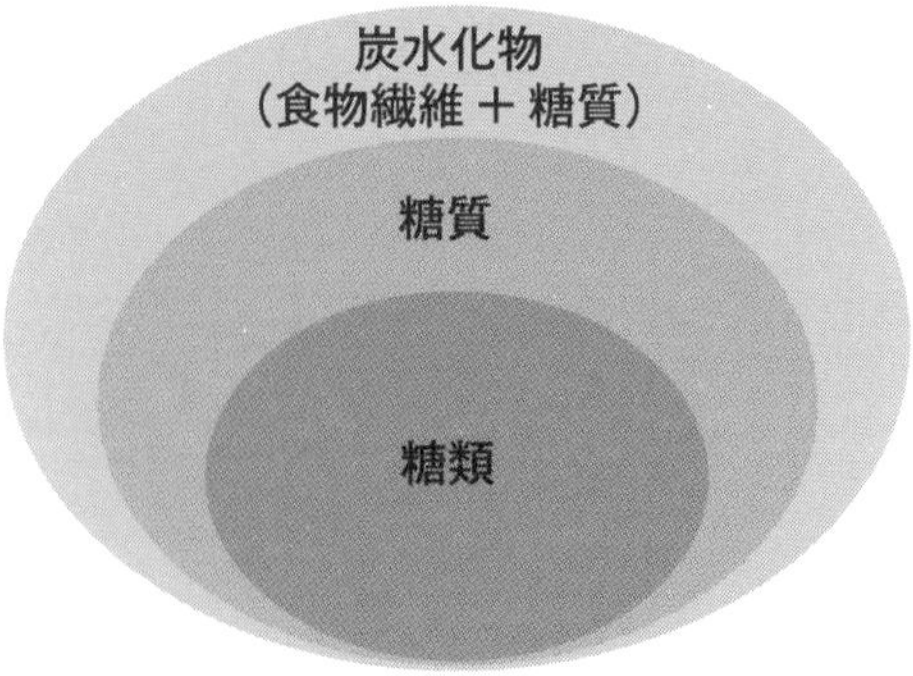

五大栄養素の働き　④ビタミン

ビタミンは、神経伝達物質の合成に欠かせない栄養素です。

血液によって脳内に運ばれたアミノ酸（たんぱく質）が、神経伝達物質につくり替えられるときに、補酵素として不可欠なのがビタミンです。特にビタミンB_6は、ドーパミン、セロトニン、ＧＡＢＡに変わる反応のすべてにかかわっています。

また、ドーパミンは興奮系の神経伝達物質であるノルアドレナリンに変わりますが、その過程で働いているのがビタミンＣです。興奮系の神経伝達物質はストレスがかかったときに分泌されますが、十分に出るには、ビタミンＣが必要量きちんとある、ということが重要です。

ビタミンＣが不足すると、興奮系の神経伝達物質の分泌が不十分になり、その結果、ストレスに対する耐性が弱くなる、という言い方もできるでしょう。

以前はビタミンB_3と呼ばれたナイアシンもつくり替えに欠かせない補酵素です。

なお、葉酸はうつと関係していて、葉酸を摂取することでうつ症状が改善するという報告があります。

先ほどストレスとビタミンＣの関係に触れましたが、ビタミンＣについては、たくさん摂取しても意味がない、と考えている人が少なくありません。水溶性であるビタミンＣは、多量に摂取しても、尿と一緒に排泄されてしまい、蓄積されないから、というのがその理由です。

ところが、ビタミンＣが貯蔵され、必要に応じて供給される臓器も、実はあるのです。例えば副腎《ふくじん》は、高濃度でビタミンＣを蓄えておけます。

腎臓にちょこんと載っかるように存在している副腎は、多種類のホルモンをつくり出しています。特に、それらのホルモンのなかにはストレスに打ち克つためのものが多くあります。

つまり、副腎にしっかりビタミンＣを送り込んでおくことは、そうしたホルモンを働かせるためにも大切なことだ、といえます。

効果的にビタミンＣをとるには、１つポイントがあります。一度にたくさんとるのではなく、何度にも分けて、回数を多くとる、というのがそれです。

ビタミンＣが多い食品をとるのも有効ですが、サプリメントを利用してもいいでしょう。

ビタミンの種類と働き

分類	種類		おもな働き
脂溶性ビタミン	ビタミンA		細胞の増殖・分化 皮膚や粘膜の維持 視覚作用 がん抑制作用
	ビタミンD		免疫向上 カルシウムの吸収・代謝に関与 骨粗鬆症予防作用 発がんの抑制
	ビタミンE		抗酸化作用 血行促進作用 ホルモン活性化作用 赤血球膜の安定化
	ビタミンK		血液凝固作用 骨粗鬆症予防作用 動脈硬化予防作用、脳の酸化防止作用
水溶性ビタミン	ビタミンB群	ビタミン B_1 (チアミン)	脳の発育、神経機能に関係 糖質代謝、免疫系機能の維持
		ビタミン B_2 (リボフラビン)	脂肪酸をエネルギーに変える際の補酵素 成長ホルモンなどの生合成
		ビタミン B_3 (ナイアシン)	エネルギー代謝 抗糖尿病作用、免疫系機能の維持 脳の発育、神経機能に関係
		ビタミン B_5 (パントテン酸)	皮膚や粘膜の維持 神経や副腎皮質の機能維持
		ビタミン B_6	アミノ酸の吸収・代謝、脂質代謝に関係 神経伝達物質を合成する際の補酵素
		ビタミン B_{12}	血液中のヘモグロビンの合成、アミノ酸の代謝 葉酸を活性体に変換
		葉酸	DNA 合成に関係 胎児の成長（特に中枢神経の発育）に関係
		ビオチン	免疫反応、細胞分化の誘導 糖新生、脂肪酸の分解・合成
	ビタミンC		抗酸化作用、ストレス抵抗力の増進 シミの改善、コラーゲンの生成 鉄の吸収に関与 がん・ウイルス細胞増殖抑制

・脂溶性ビタミン…油脂やアルコールに溶けやすい性質を持つ
・水溶性ビタミン…水に溶けやすい性質を持つ

五大栄養素の働き　⑤ミネラル

ミネラルも、神経伝達物質の合成過程に欠かせません。例えば鉄が不足すると、セロトニン、ドーパミン、ノルアドレナリンなどの神経伝達物質が十分つくられず、うつ症状が出てくることが知られています。特に女性がうつ症状を訴えているケースでは、鉄不足が原因の場合が非常に多いのです。

銅やマグネシウムも、変化の過程で補酵素になっていますし、たんぱく質の合成にかかわっている亜鉛は、代謝酵素を活性化させるうえで、中心的な役割を担っています。ビタミン同様、ミネラル不足は神経伝達物質の正常な合成を妨げ、また、バランスを崩します。それがうつ症状の発生に影響を与えるのは、いうまでもありません。

また、カルシウムは神経伝達物質が神経細胞から放出されるために、なくてはならないミネラルです。カルシウムイオンが、細胞膜にある扉を開けて細胞内に入ると、さまざまな酵素が活性化し、例えば、セロトニンがつくられて放出される、という一連の流れができるのです。脳が神経伝達物質をつくり、放出するスイッチをカルシウムが入れている、といってもいいでしょう。

スイッチが的確に入るためのカギを握っているのは、細胞膜の外側と内側のカルシウムイオンの濃度差です。通常、外と内の濃度差は「1万対1」程度だとされますが、この濃度差があるから、必要なときにカルシウムイオンがサッと扉から入り込める。差が小さくなると、動きが鈍くなり、スイッチの機能は落ちてしまいます。

細胞のスイッチ機能を担うカルシウムと〝兄弟関係〟にあるのがマグネシウムです。この2つは文字通り、「ブラザー・イオン」と呼ばれ、お互いにサポートし合って働いています。どちらかでも不足すると、サポート機能はダウンします。カルシウム2に対してマグネシウムは1という割合でとるのがいい、とされていますが、私はこれには疑問を感じています。なぜならカルシウムとマグネシウムは同じ比率で排泄されるからです。つまり、カルシウム2、マグネシウム1の割合でとれば、マグネシウムは不足してしまうのです。

食生活について「カルシウムが足りない」ということはよくいわれますが、マグネシウムに関する指摘はほとんどされることがありません。しかし、深刻なのはむしろ、マグネシウム不足のほうです。カルシウムとマグネシウムの兄弟は〝平等〟に「1対1」の割合でとる。それが、最も的確なバランスといえるでしょう。

おもなミネラルの働き

種類	おもな働き	体内の分布
カルシウム	骨と歯の形成 血液凝固促進作用 神経を安定化させる	99%が骨組織内、1%が細胞・血液中（このうち細胞内はわずか）
マグネシウム	骨の形成 神経伝達の制御 細胞内のカルシウム濃度の調整	骨格筋。70%が骨に存在
鉄	酸素の運搬 粘膜を正常に保つ エネルギー産生に関与	70%が赤血球中に存在、残りは貯蔵鉄として蓄えられている
亜鉛	皮膚を守る、骨を丈夫にする 味覚・視覚・聴覚を正常にする インスリン合成、成長ホルモン産生	赤血球中に酵素として存在。骨格筋、首、皮膚、肝臓
カリウム	高血圧予防、むくみ解消 筋肉のエネルギー産生に関与 心臓の働きを保つ	98%が細胞内液
銅	鉄の吸収 骨の強化 免疫細胞の活性作用	肝臓、腎臓、脳など
ヨウ素	甲状腺ホルモンの原料 基礎代謝のアップ 幼児の発育を促す	甲状腺ホルモン
マンガン	骨の生成を促進 エネルギー産生に関与 抗酸化作用	肝臓、腎臓、脳など
コバルト	ビタミン B_{12} の原料 神経機能の正常化 骨髄の造血作用に関与	肝臓、膵臓、脾臓
セレン	抗酸化作用 甲状腺ホルモンの活性化 精子の働きの活性化	血液中
リン	骨と歯の形成 エネルギーを蓄える エネルギー産生に関与	85%が骨、歯に存在
ナトリウム	細胞の浸透圧の調整 血圧の調整 神経、筋肉細胞の働きに関与	細胞外液

- ミネラルは人体に約４％含まれる
- ミネラルは体内で合成できないため、食事を通してとる必要がある

第2章

最新栄養医学でわかった!
うつと関係している5つの栄養トラブル

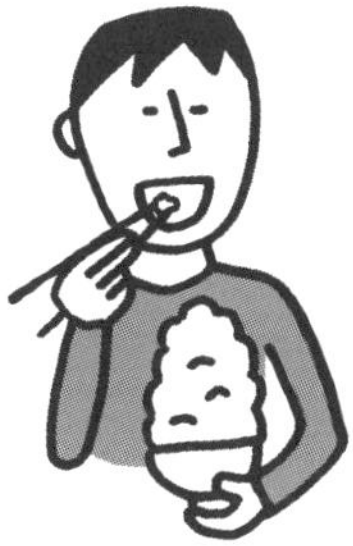

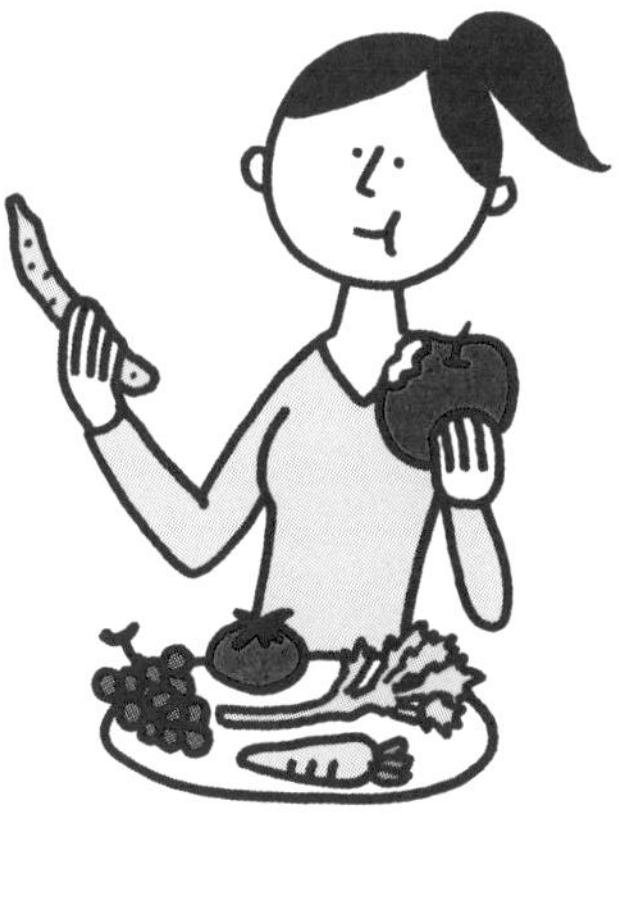

うつには「栄養」が関係していた！

第1章で栄養や代謝トラブルでもうつ症状が起こることをお話ししましたが、オーソモレキュラー療法では、うつを引き起こす栄養トラブルは以下の5つと考えています。

①脳の栄養不足　脳の栄養不足とは、脳内神経伝達物質の材料不足や、血糖調節にかかわる栄養素の不足のこと。これらの栄養不足は、直接脳の機能に影響します。

②腸の不調　腸にトラブルがあると、栄養の消化・吸収ができなくなります。また、腸のトラブルが脳のトラブルにつながり、うつ症状が出やすくなることがあります。

③糖質のとりすぎ　糖質の過剰摂取で血糖値が乱れると、自律神経（交感神経と副交感神経）のバランスも乱れ、うつなどの精神障害につながります。

④脳の慢性炎症　まだメカニズムははっきりわかってはいませんが、炎症によって脳内の免疫細胞が活性化し、脳のトラブルを引き起こすのではないかといわれています。

⑤ホルモンの影響　副腎や甲状腺などのホルモン分泌器官のトラブルなどで、ホルモンバランスが乱れることでも、うつ症状が生じます。

うつを引き起こす５つの栄養トラブル

①脳の栄養不足

脳内神経伝達物質の材料や、血糖調節に関わる栄養素が不足する。特に以下の４つの栄養不足が見られる

A　たんぱく質不足　　B　ビタミンＢ群不足

C　鉄不足　　D　亜鉛不足

②腸の不調

腸のトラブルにより栄養素の消化・吸収ができない。腸の不調が脳の不調につながることもある

③糖質のとりすぎ

糖質の過剰摂取で血糖調節障害が起こり、自律神経の乱れを引き起こす

④脳の慢性炎症

炎症により脳の細胞が変性してしまう

⑤ホルモンの影響

ホルモンバランスの乱れにより、うつ症状が起こる

栄養トラブルチェックリスト

うつと関係する栄養トラブルには、大きく分けて5つあります。①～⑤のリストのうち、当てはまる項目に印をつけてください（何個でも可）

①脳の栄養不足

A　たんぱく質不足

項目	チェック
肉や卵などはあまり食べない	
野菜中心、あるいは和食中心である	
ごはんやパン、麺などで食事をすませてしまう	
太りやすくなった（やせにくくなった）	
腕や太ももが細くなった	
スポーツをする、あるいは肉体労働である	
成長期、あるいは妊娠中・授乳中である	

B　ビタミンB群不足

項目	チェック
集中力が続かない。記憶力が衰えている	
本やテレビが頭に入らない。興味がなくなった	
音に敏感だ	
寝ても疲れがとれない。とにかく疲れる	
よく悪夢を見る	
口内炎がよくできる	
アルコールをよく飲む	

C　鉄不足

項　　　目	チェック
立ちくらみ、めまい、耳鳴りがする	
肩こり、背部痛、関節痛、筋肉痛がある	
頭痛、頭重になりやすい	
階段をのぼると疲れる	
夕方に疲れて横になることがある	
よくアザができる	
生理の出血量が多い	

D　亜鉛不足

項　　　目	チェック
風邪をひきやすい	
肌が乾燥しやすい	
傷や虫刺されの治りが悪い、跡が残りやすい	
ネックレスなどでよく皮膚炎になる	
爪に白い斑点がある	
洗髪時、髪がよく抜ける	
味覚や嗅覚が鈍くなった	

②腸の不調

項　　　　　目	チェック
パン、うどん、パスタなどの小麦製品をよくとる	
牛乳、ヨーグルト、チーズなどの乳製品をよくとる	
油っこいものを食べるとお腹が張る	
肉を多くとると不調になる	
下痢または便秘がある	
ピロリ菌に感染している（または感染の可能性がある）	
胃薬を常用している	
抗生物質を服用している	

③糖質のとりすぎ

項　　　　　目	チェック
甘い物、スナック菓子、清涼飲料水をほぼ毎日とる	
甘い物が無性にほしくなり、食べると落ち着く	
夜中に目が覚めて、何かを食べることがある	
夕方に強い眠気を感じたり、集中力が落ちる	
体重が増えてきた、またはやせにくくなった	
安定剤や抗うつ剤を服用しても、明らかな症状の改善がない	
血縁者に糖尿病の人がいる	

④脳の慢性炎症

項　　　　　目	チェック
アレルギー体質である	
花粉症である	
アトピー性皮膚炎である	
頭痛持ちである	
常にストレスを感じている	
揚げ物をとることが多い	
サバ、サンマ、アジなどの青魚をほとんど食べない	

⑤ホルモンの影響

項　　　　　目	チェック
生理前になると食欲が増す	
生理前になるとむくむ	
生理前にイライラ、抑うつ感が強くなる	
更年期障害の症状がある（ほてり、イライラ、肩こり、乾燥など）	
性欲が低下している	
甲状腺機能障害がある	
糖尿病である	

1つのチェックリストで、2つ以上当てはまる項目があれば、そのタイプの栄養トラブルが起きている可能性があります。これから紹介する各タイプの解説を参照してください（複数の栄養トラブルが当てはまることもあります）

①脳の栄養不足

食いだめできないたんぱく質

たんぱく質は、脳の安定した活動に必要な神経伝達物質の主原料です。それだけではなく、皮膚から骨、筋肉、血管、内臓、各種ホルモン、酵素、免疫の抗体にいたるまでたんぱく質を必要としています。しかし、たんぱく質の摂取は十分とはいえない人が多いのが実情。しかも、たんぱく質の欠乏は見逃されやすく、気づかないうちにたんぱく質不足になっている可能性は大きいといえます。

知っておいてほしいのは、食事からたんぱく質をとる、とらないにかかわらず、毎日一定量のたんぱく質が消費されていくということです。たんぱく質は〝食いだめ〟ができません。毎日しっかり摂取しなければ不足することになります。

もう1つ、たんぱく質の摂取で大事なことは、「バランスよくとる」ということです。豆腐や納豆など植物性のたんぱく質と動物性のたんぱく質をバランスよくとってこそ、体内でうまく使われます。植物性、あるいは動物性に偏ったたんぱく質の摂取は、せっかくの栄養素をムダにしてしまいかねないということも知っておいてください。

たんぱく質のおもな働き

●たんぱく質の働きは多岐にわたる

構造たんぱく質	体の構成成分	コラーゲン（骨、皮膚、歯、髪など）
		細胞構成たんぱく質（筋肉、皮膚、内臓など）
		核たんぱく質（DNA、RNA の材料）
機能たんぱく質	酵素	消化酵素（アミラーゼ、ペプシン、トリプシンなど）
		さまざまな代謝をおこなう酵素類
	収縮性たんぱく質	アクチン、ミオシン（筋肉）
		細胞骨格など
	生体防衛	抗体
		補体
		フィブリノーゲン（血液凝固）など
	ホルモン	インスリン、グルカゴン
		成長ホルモンなど
	アミノ酸の貯蔵	アルブミンなど
	栄養素や酸素の運搬役	アルブミン
		ヘモグロビン
		リポタンパクなど
	エネルギー源	1g あたり 4kcal のエネルギー
	レセプター（情報伝達）の構成成分	LDL レセプター
		インスリンレセプターなど

①脳の栄養不足

1日に必要なたんぱく質量とは

1日に必要なたんぱく質は、体重1kgあたり1〜1・5gといわれています。実は食品のg数がそのまま摂取量を示しているわけではありません。体に取り込まれるのは栄養素ですから、どのくらいの量のアミノ酸がその食品中に含まれているかを考えてとる必要があるのです。その値の基準を示したのが「プロテインスコア」です。

左ページの表を見てください。プロテインスコアで卵は100の値を示しています。牛肉は80、アジが89……といったように、食材によってプロテインスコアは違います。このスコアを、食材のg数と食材に含まれているたんぱく質に当てはめて導き出されるのが、摂取されるg数です。

例えば、牛肉を100gとったとすると、たんぱく質量は20g、ここにプロテインスコアを当てはめると16gになります。250gのステーキを食べたのであれば、1日の必要量にあと一歩というところです。ただし、生でない限り、この数値でたんぱく質をとることはできません。火を通すという調理法は、たんぱく質の摂取量を減少させるのです。火

たんぱく質の１日の必要量

●プロテインスコアで見てみると

食 品	プロテインスコア
牛肉	80
アジ	89
豆腐	51
大豆	56
卵	100
牛乳	74

大豆（きなこ）230g ＝ たんぱく質 10g × プロテインスコア 0.56 ＝ 5.6g

生卵 1個 ＝ たんぱく質 6.5g × プロテインスコア 1.00 ＝ 6.5g

牛肉 100g ＝ たんぱく質 20g × プロテインスコア 0.8 × 1/2 ＝ 8g

（1/2：加熱処理で半減）

１日のたんぱく質の必要量
体重１kgあたり１〜1.5g程度

（例）体重 50 kgの場合、50〜75g必要

＊足りない分はプロテインサプリメントなどで補うとよい

の通し方にもよりますが、体内に取り込まれる栄養素はほぼ半量に減少してしまいます。

効率がいいとり方は〝生〟で食べることです。プロテインスコアで100の値を持つ卵は、生卵が、最も効率がいいということになります。牛肉ならウェルダンで焼くより、レアかミディアムくらいの焼き方で食べる。魚は煮たり焼いたりするより、刺身で食べるほうが効率的です。

〝組み合わせ〟もポイントになります。例えば豆腐。冷や奴でも湯豆腐でも、動物性たんぱく質のカツオ節と一緒に食べる。納豆ならネギとからしに加えて生卵を入れる、など、動物性たんぱく質と植物性たんぱく質を組み合わせると、栄養のバランスがよくなります。

①脳の栄養不足

改善のカギを握る「メチオニン」

たんぱく質は、脳内伝達物質を合成する際の出発点となる栄養素です。たんぱく質不足は、うつを引き起こす「脳の栄養不足」におおいにかかわっていますが、同時に骨や筋肉、血液から皮膚まで、人間の体そのものを成立させているのもたんぱく質です。

体に取り入れられたたんぱく質は小腸で吸収されるとき、アミノ酸の形に分解され、遺伝子の指令によって新たなアミノ酸結合がおこなわれます。ここで配列を変えてつくり替えられるのはたった20種類のアミノ酸。このアミノ酸が、人間の体のすべてをつくり上げています。もちろん、脳の神経細胞が神経伝達物質を合成しているのも、こうした経路で結合されたアミノ酸です。

アミノ酸がつくり替えられ、新たなたんぱく質が合成されるとき、アミノ酸配列に関係なく、すべてのたんぱく質合成の初期に重要な働きをしているのがメチオニンというアミノ酸です。このメチオニンの存在がなければ、たんぱく質の合成はうまくいきません。言い換えれば、メチオニンの不足はたんぱく質合成を滞らせてしまうのです。

たんぱく質の合成はメチオニンからはじまる

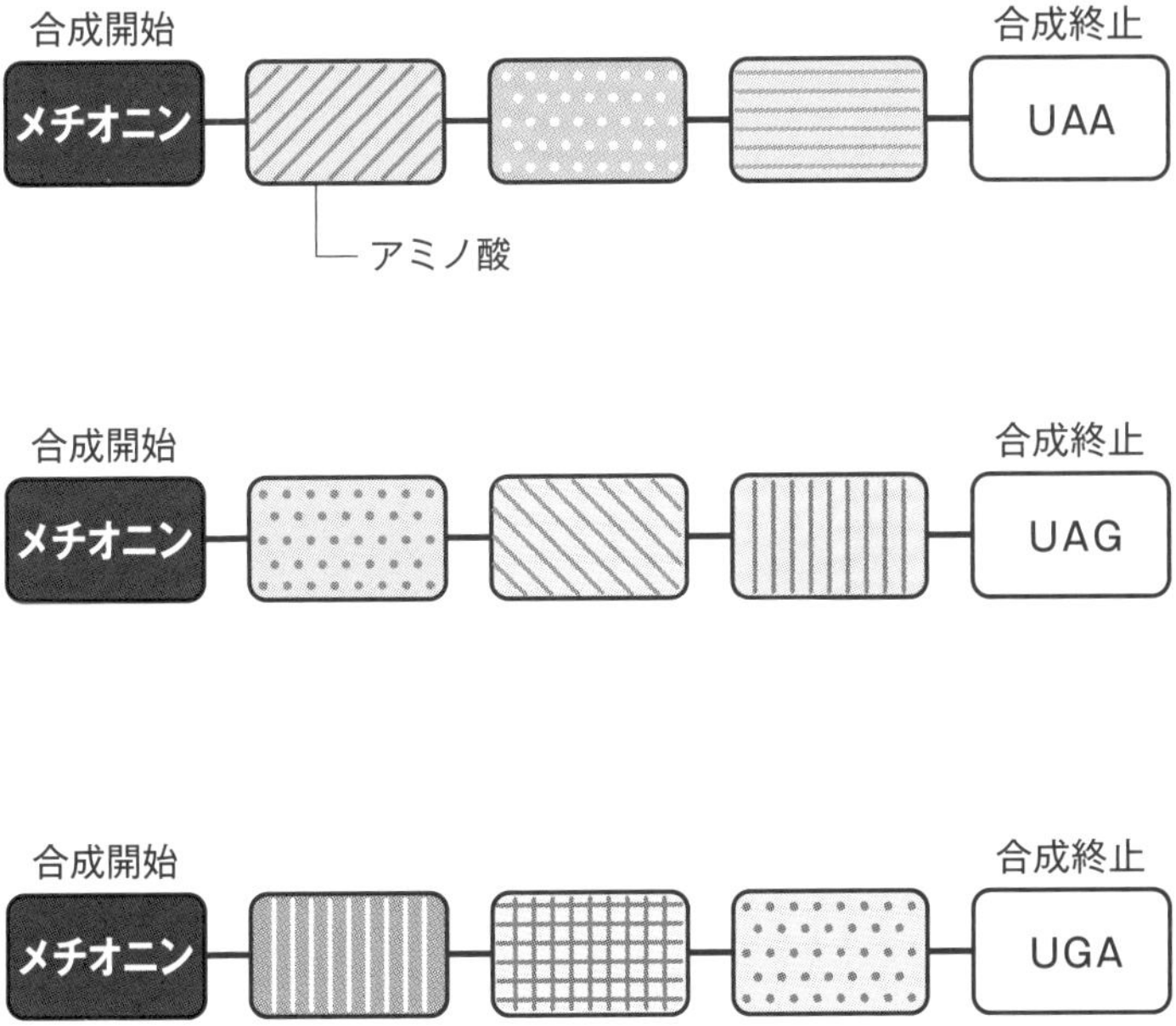

体内でたんぱく質を合成するための遺伝情報では、合成開始の際、必ずメチオニンが来ることになっている。メチオニンがないと、ほかのアミノ酸があっても、たんぱく質の合成がスタートできない。
メチオニンは卵、サバ、トビウオ、カツオ、イワシなどの動物性食品に多く含まれている

①脳の栄養不足

動物性と植物性、とるならどっち？

「たんぱく質をとるなら、植物性、動物性、どちらがいいですか？」

これは本当に、よく受ける質問です。ただ、植物性、動物性のたんぱく質で決定的に違うのは、先ほどお話したメチオニンの含有量です。メチオニンは動物性のたんぱく質に多く含まれています。たんぱく質を体内で効率的にアミノ酸につくり替えたいのならば、動物性たんぱく質を意識的にとったほうがいいでしょう。

ここで23ページの神経伝達物質の合成過程の図を見てください。神経伝達物質で調整系の役割を果たしているセロトニンは、トリプトファンが合成されたうえで産生されていますね。このトリプトファンは動物性のたんぱく質に多く含まれている物質です。トリプトファンの不足はセロトニン不足を招きます。動物性たんぱく質は、うつに対抗する強力な栄養素といっていいでしょう。ただし、植物性たんぱく質がまったく役に立たないというわけではありません。大切なのは、64～65ページでもお話ししたように、どちらもバランスよくとること。その結果、体内では、栄養素がムダなく使われるのです。

バランスよくたんぱく質をとるには

● 1食につき「肉・魚・卵・豆類、手のひら１つ分」のなかから２つとる

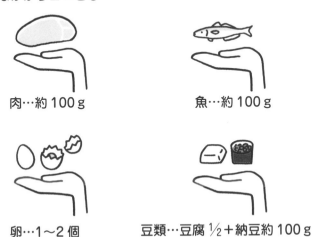

肉…約 100 g

魚…約 100 g

卵…1～2 個

豆類…豆腐 ½＋納豆約 100 g

〈組み合わせ例〉

朝　卵 ＋ 納豆

昼　魚 200g

夜　肉 200g

４つのたんぱく質のグループのなかから２つ選んで食べる

①脳の栄養不足

ビタミンB群は〝複合的〟に作用する

ビタミンB群は、私たちがエネルギーをつくるのに欠かせない栄養素です。ビタミンB群とは、ビタミンB_1、B_2、B_6、B_{12}、ナイアシン（B_3）、パントテン酸、葉酸、ビオチンの総称で、どれか1つだけでは効果を発揮しにくく、お互いに助け合いながら働くため、一緒にとる（複合体）のが望ましい形です。

うつの改善においては、ビタミンB群は神経伝達物質の合成とかかわっています。特にビタミンB_6は、たんぱく質がGABAやドーパミン、セロトニンにつくり替えられる過程で、なくてはならない栄養素です。

ところが私たちはビタミンB群が不足しがちです。1つには、食品の精製・加工・調理・保存などの過程でその含有量が低下していることが挙げられます。そしてもう1つは、私たちが想像以上にビタミンB群を消費しているからです。

ビタミンB群不足であらわれる症状はいろいろありますが、その代表的なものに、睡眠障害があります。睡眠をコントロールする神経伝達物質が十分できないため、睡眠のリズ

互いに助け合っているビタミンＢ群

葉酸 ＋ ナイアシン … 脳内神経伝達物質の合成

葉酸 ＋ B_{12} … 赤血球の合成

B_1、B_2、ナイアシン、パントテン酸、B_6、B_{12}、ビオチン … エネルギー（ATP）の合成

・ビタミンＢ群はさまざまな酵素の補酵素として互いに作用しているため、単独ではなく複合的にとるのがおすすめ

・糖質、たんぱく質、脂質の三大栄養素を、体内でエネルギーに変える際にも欠かせない

ムが乱れ、夜寝つけなかったり、昼間に眠くなったり、悪夢をよく見たりします。

子どもの場合は、よく寝言をいう、夜中に突然叫ぶ、といった症状があらわれることが少なくありません。

ビタミンB群を積極的にとるようにしたところ、寝つきがよくなったという事例が多数報告されています。このことからも、「ビタミンB群不足→睡眠障害」の関連は明らかでしょう。

眠れないからといって寝酒に頼る人がいますが、実はこれは逆効果。アルコールを分解するときビタミンB群が大量に使われるため、なおさら睡眠をコントロールする神経伝達物質の合成が阻害されてしまうからです。

①脳の栄養不足

脳の情報処理能力ともかかわっている

集中力、記憶力の低下もB群不足に伴う症状です。

ビタミンB群が不足すると、集中力や記憶力が不可欠となる情報処理能力もガクンと落ちます。

それがはっきりあらわれるのがテレビの視聴やパソコン作業、読書です。画面から次々に発信される映像や音声の情報を処理しきれなくなり、観るのがイヤになったり、わずらわしさを感じたりするようになるのです。

読書についても、人によって程度の差はありますが、読み進めることができなくなります。インターネットをはじめ、日々、大量の情報に接している現代人にとっては、これはかなりのハンディキャップになりそうです。

また、ビタミンB群は糖質に含まれるブドウ糖を代謝するプロセスでも使われます。糖質をとりすぎると、低血糖症になりやすいのはもちろんですが、ビタミンB群が糖質の代謝に使われてしまうため、その不足にも拍車をかけているといえるでしょう。

ビタミンB群の種類とおもな働き

ビタミンB群	おもな働き	不足した場合
ビタミンB_1 (チアミン)	・脳の発育、神経機能に関係 ・糖質代謝 ・免疫系機能の維持	・ウェルニッケ・コルサコフ症候群(中枢神経疾患) ・脚気(末梢神経障害)
ビタミンB_2 (リボフラビン)	・脂肪酸をエネルギーに変える際の補酵素 ・粘膜の機能維持 ・成長ホルモンなどの生合成	・小児では成長・知能障害 ・口角口唇炎、脂漏性湿疹 ・角膜血管新生 ・貧血
ビタミンB_3 (ナイアシン)	・エネルギー代謝 ・抗糖尿病作用 ・免疫系機能の維持 ・脂質、コレステロール代謝、脂肪酸やステロイド合成に関係 ・ブドウ糖を脳のエネルギーに変える際の補酵素	・ペラグラ ・うつ ・舌炎 ・食欲不振 ・不眠症
ビタミンB_5 (パントテン酸)	・皮膚や粘膜の維持 ・神経や副腎皮質の機能維持	・成長障害、体重減少 ・皮膚・育毛障害 ・副腎機能低下、末梢神経障害 ・消化器障害、生殖機能障害 ・低血糖症
ビタミンB_6	・アミノ酸の吸収・代謝 ・脂質代謝に関係 ・神経伝達物質を合成する際の補酵素 ・免疫系機能の維持 ・鉄代謝	・精神神経症状 ・糖尿病性の血管病変の増悪 ・脂漏性湿疹 ・貧血、けいれん
ビタミンB_{12}	・血液中のヘモグロビンの合成、アミノ酸の代謝 ・葉酸を活性体に変換 ・DNA合成に関係	・巨赤芽球性貧血 ・糖尿病性網膜症、末梢神経障害の悪化 ・ハンター舌炎、色素沈着
葉酸	・DNA合成に関係 ・胎児の成長(特に中枢神経系の発育)に関係	・赤血球の再生作用低下 ・体重減少、記憶力低下 ・新生児の神経管異常 ・糖尿病性の血管病変の増悪
ビオチン	・免疫反応、細胞分化の誘導 ・糖新生、脂肪酸の分解・合成 ・インスリン分泌、糖の輸送に関係するといわれる	・アトピー性皮膚炎 ・脱毛 ・血中コレステロールの上昇

①脳の栄養不足

ビタミンB群を消耗しやすい現代人

ビタミンB群は複合的に作用している、とお話ししました。さまざまな原因によって消耗するビタミンは変わってきますが、複合的に不足状態にあると考え、摂取を考える必要があります。

ナイアシン、葉酸、ビタミンB_{12}は、飲酒が過剰になると吸収が阻害される栄養素です。アルコールをたくさんとっていると、これらの栄養素は不足し、「脳の栄養不足」に拍車をかけてしまいます。また、糖質をエネルギーとして取り込む際にもビタミンB群が使われてしまいます。暴飲暴食はビタミンB群の〝大敵〟です。

私たちの腸内細菌が合成したビタミンB群も、食材に含まれるものと同様に吸収し利用しています。そのため、腸内環境の悪化や抗生物質の服用などによって腸内細菌のバランスが乱れると、ビタミンB群が不足しやすくなってしまいます。

腸内細菌は生活習慣、ストレス、抗生物質によって容易に変化し、栄養不足の原因となるのです。

現代生活にはビタミンB群を減らす要素が多い

●ビタミンB群の吸収を妨げるもの

ストレス
ナイアシン（ビタミンB_3）
パントテン酸（ビタミンB_5）

アルコール
ビタミンB_1　B_2
ナイアシン　B_6
葉酸

タバコ
ビタミンB_6
葉酸

抗生物質
ビタミンB_2
ビオチン

胃薬
ビタミンB_{12}

経口避妊薬
ビタミンB_1　B_2　B_6
葉酸

腸のトラブル
ビタミンB_2　B_6　B_{12}
葉酸　ビオチン
パントテン酸

●なぜ、ビタミンB群は不足しやすいのか？

・食品に含まれているビタミンB群がもともと少ない
（食品の精製、加工、保存によりビタミンB群の含有量が減る）
・ストレス、慢性炎症、感染症などでもビタミンB群が消費される
・糖質の多い食生活、ブドウ糖点滴などでもビタミンB群が消費される

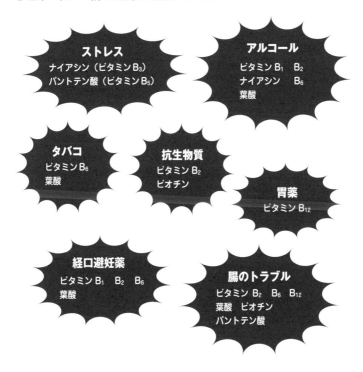

①脳の栄養不足

ストレスでビタミンB群が減少する！

栄養は、体内で必要な物質をつくったり、エネルギー源として使われたりしています。どれだけ使われるかは、生活習慣によって変わります。なかでも大きな影響を与えているのが、ストレスです。

ストレスというと、人間関係や仕事での悩みなど、心に受けるダメージをイメージしがちですが、それだけではありません。

風邪をひく、暑さ寒さなどの天候の変化、気圧の変化、人ごみを歩く……といった環境のストレスもあります。また、飲酒や喫煙、過度の運動などによっても、体はストレスを受けています。

こうしたストレスに対抗すべく、私たちの体は副腎から、コレステロールを原材料にコルチゾール（ステロイドホルモン）を分泌してストレス対策を講じるというメカニズムを備えています。このコルチゾールが働く際に欠かせない栄養素、それがビタミンB_6です。

つまり、ビタミンB_6はストレスによって消費されてしまうのです。

ストレスを受けるとビタミンB群が使われてしまう

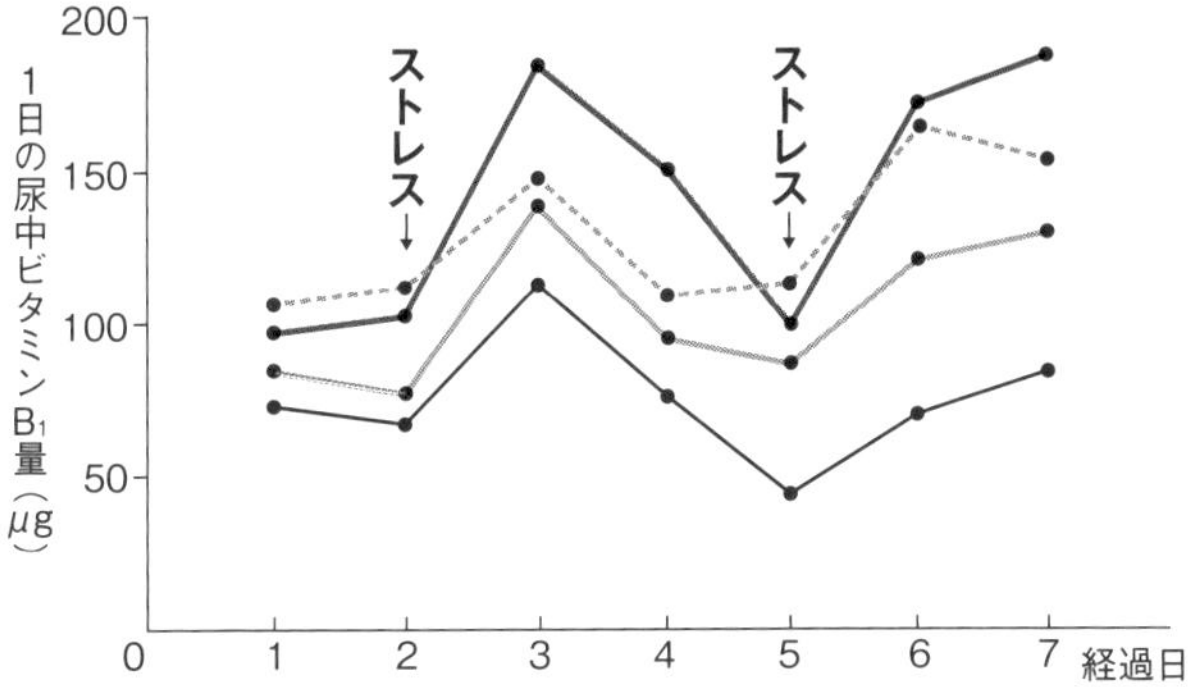

ストレス（難しい数学の問題を解かせる）を与えた際の尿中ビタミンB_1排泄量を計測。
ストレスを受けた直後だけでなく、その後も増加していることから、ビタミンB_1の消費が続いていることがわかる

また、集中力を必要とされる作業も、脳にとっては一種のストレスといえます。このとき消耗するのが、ビタミンB_1です。

これを調べた実験データがあります。大学生4人に難問を解いてもらい、ストレス↓解消↓その後の経過を観察したものです。難問を解いているときは当然、ストレスが昂じ、ビタミンB_6の消費量は上がります。興味深いのは、ストレスから解消されてもビタミンB_1が消費されていたことです。それは数日間続きました。この実験結果が示しているのは、体にとってストレスは一過性のものではない、ということです。絶えずストレスを受けている環境にいるなら、ビタミンB_1は長期間にわたり、常に欠乏状態になるのです。

①脳の栄養不足

貧血だけでなく精神症状も引き起こす鉄不足

鉄不足というと、真っ先に思い浮かべるのは貧血ではないでしょうか。しかし実は、鉄は脳の神経伝達物質の合成にも深くかかわっているのです。神経伝達物質はいくつもの合成プロセスを経てつくられますが、おもに鉄を必要とするのはその初期の段階です。

鉄不足になると、神経伝達物質の合成がうまくおこなわれず、さまざまな精神症状があらわれてきます。例えば、ちょっとしたことでクヨクヨと思い悩んでしまう、憂うつな気分が長く続く、睡眠のリズムが乱れて寝起きが悪くなったり、夜中に目が覚めたりといったことも起きてきます。いうまでもなく、これらはうつでよく見られる症状です。そこで、鉄不足の人がうつと診断される、というケースがしばしば起きてくるのです。

鉄は酸素を運ぶ役割を担っていますから、不足すると酸素の供給が十分におこなわれず、いわゆる酸欠となって、疲れやすい、筋力が落ちる、めまいや立ちくらみがする、ということにもなります。

また、鉄はコラーゲンの再合成にもかかわっていて、その欠乏はコラーゲン不足をもた

鉄不足は心と体に影響大

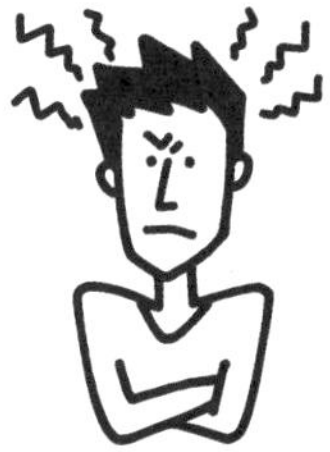

●精神症状…うつ、イライラ、集中力低下、不眠など

脳内神経伝達物質の合成過程で、鉄は補酵素としてドーパミン、ノルアドレナリン、セロトニン、メラトニンなどの合成とかかわっている。鉄不足があると、これらの神経伝達物質の合成がうまくいかない

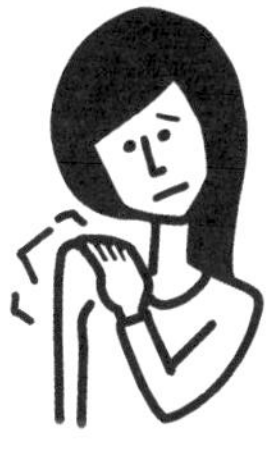

●身体症状…頭痛、肩こり、めまい、冷え性、疲労感、動悸、息切れ、肌荒れ、口内炎など

鉄は赤血球をつくったり、体内で酸素を運ぶ働きをしているため、疲れや貧血による不調が起きやすい。また、コラーゲンは「たんぱく質＋ビタミンＣ＋鉄」でつくられるため、鉄不足は肌にも影響を与える

らし、体の節々が痛くなったり、肌や髪、爪の質の低下につながったりします。

　血管の壁もコラーゲンが材料。これが弱くなると、アザができやすい、歯茎から出血しやすいといったことも起きてきます。このように鉄の役割は重要ですが、現代人は総じて深刻な鉄不足に陥っています。特に生理のある女性は、1カ月に30㎎の鉄が生理で失われるのに対し1日の鉄の平均摂取量は1㎎強ですから、計算上は生理の出血だけで使い果たしてしまっていることになります。

　鉄分を多くとるには、レバーや赤身の肉を食べること。ヘルシー志向の人のなかには、肉を避ける人もいますが、動物性の肉を意識してとる食生活に切り替えましょう。

①脳の栄養不足

潜在的な鉄不足が不調を招く

もう1つ、鉄不足と関係しているのが貯蔵鉄（フェリチン）です。

鉄のほぼ3分の2は赤血球のヘモグロビンにありますが、残りの大部分は貯蔵鉄として肝臓などにストックされていて、必要に応じて使われるのです。

フェリチンとはいわば貯金している鉄です。一般的な血液検査ではヘモグロビン値などを基準にしますが、私のクリニックでおこなう血液検査ではこのフェリチンを重視しています。なぜならフェリチンが減っている状態でも、めまいや立ちくらみ、頭痛など鉄不足と同じ症状が起こるからです。そして鉄は、この貯蔵鉄であるフェリチンから減っていきます。ヘモグロビンは、よほど鉄不足が進行しない限り減らないのです。ですから、健康診断で「貧血」と診断されなかったからといって安心はできません。

私たちの経験では、フェリチン値が低い人の多くは「潜在的な鉄不足」状態です。貯蔵鉄が常にストックされていることが大切ですが、通常の血液検査には貯蔵鉄の状態を調べる項目はありません。気になる方は、一度詳しい検査を受けてみることをおすすめします。

潜在的な鉄不足が不調を招く

●正常な鉄の状態

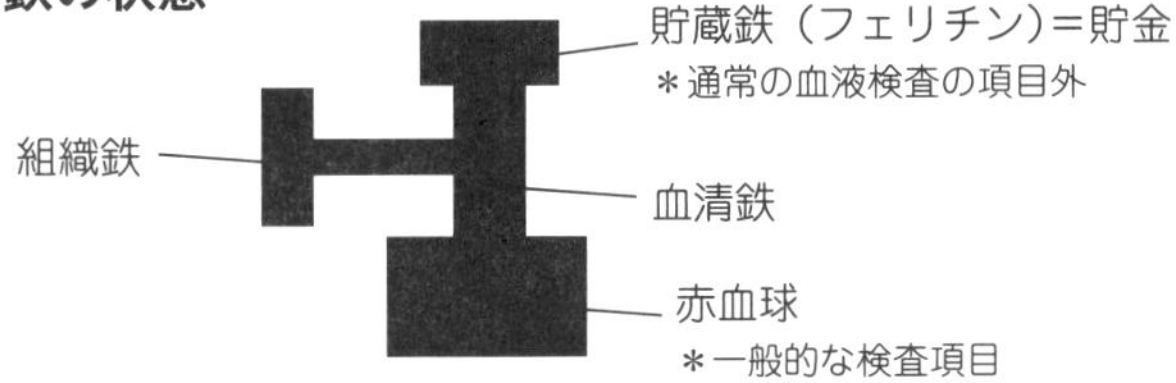

●鉄不足を判断するための参考値

鉄の状態	一般的な貧血の診断	貯蔵鉄での貧血の診断	不定愁訴
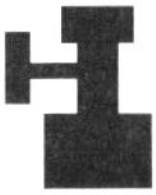 正常	**貧血なし**（ヘモグロビン 14 以上）	**正常**（フェリチン100 以上）	**なし**
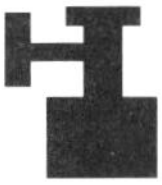 貯蔵鉄減少	**貧血なし**（ヘモグロビン 12 以上）	**潜在性鉄欠乏**（軽度）（フェリチン 80 以下）	**軽度あり**
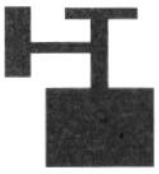 貯蔵鉄消失、血清鉄減少	**貧血なし**（ヘモグロビン 12 以上）	**潜在性鉄欠乏**（軽度）（フェリチン 80 以下）	**重度あり**
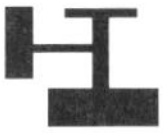 貯蔵鉄消失、血清鉄減少 赤血球遊離	**軽度貧血**（ヘモグロビン12～10）	**鉄欠乏症貧血**（フェリチン 20 以下）	
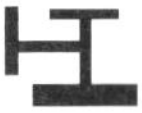 貯蔵鉄消失、血清鉄減少 赤血球遊離、組織鉄減少	**貧血**（ヘモグロビン 10 以下）		

ヘモグロビンの単位はｇ／dl、フェリチンの単位はng／ml。ただし、上記のヘモグロビン、フェリチンの数値は、栄養療法における参考値

①脳の栄養不足

鉄には「ヘム鉄」と「非ヘム鉄」がある

一般的に「鉄分」を多く含む食材といって思い浮かぶものといえば、ほうれん草、ひじき、プルーンなどでしょうか。日頃から意識してこれらの鉄分含有量の多い食材をとるよう心がけているという人は多いでしょう。しかし、実はここにも「誤解」があります。

ひじきやほうれん草、プルーンなどにはもちろん鉄が含まれていますが、鉄はそもそも、体に吸収されにくいという特性を持っています。そのため、量をとることより〝吸収率〟を考えてとる必要があるのです。

鉄分には「非ヘム鉄」「ヘム鉄」があります。「非ヘム鉄」はひじきやほうれん草に代表される植物性のもの、「ヘム鉄」は動物性の鉄分で、赤身の肉や牛・豚・鶏のレバー、ウナギやアサリ、シジミなどに多く含まれています。そして、吸収率がいいのは、圧倒的にヘム鉄です。その吸収率の差はなんと5～10倍もあります。ヘム鉄は鉄がコーティングされています。非ヘム鉄はそれがありません。この差が吸収率の違いとなってあらわれているのです。鉄分をとるなら、断然、ヘム鉄に軍配が上がります。

非ヘム鉄とヘム鉄の違い

非ヘム鉄

・植物性食品に含まれる
（小松菜、ひじき、大豆、切り干し大根など）

・吸収率は約 2〜5％以下

・食物繊維やタンニン（お茶などに含まれる）で吸収が阻害される

ヘム鉄

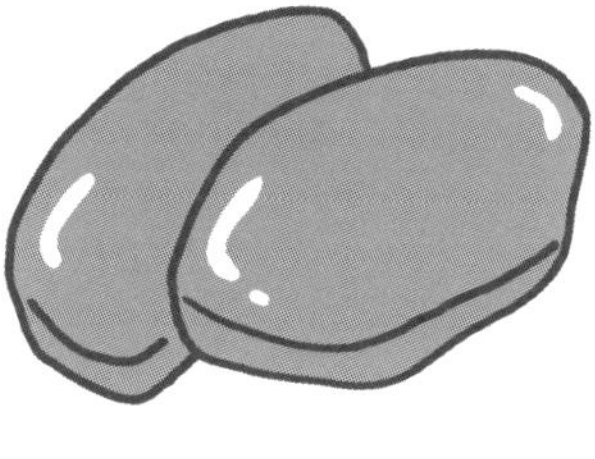

・動物性食品に含まれる
（豚レバー、鶏レバー、赤身のカツオ、マグロなど）

・吸収率は約 15〜25％

・食物繊維やタンニンと一緒にとっても吸収される

ヘム鉄のほうが効率よく鉄がとれる

①脳の栄養不足

「鉄不足」より問題な「過剰な鉄」

地球が誕生し、大気中の酸素濃度が上がるにつれて、人間は常に鉄不足に直面することになりました。そのため、食材から吸収された鉄を貯蔵鉄としてためるようになり、ほかのミネラルのように尿などから排泄することをやめました。

腸にはヘム鉄を吸収するＨＣＰ－１というルートと非ヘム鉄を吸収するＤＭＴ－１というルートがあり、食材に含まれる鉄を積極的に吸収しています。鉄が満たされ過剰になりそうになると、これらのルートを閉じて鉄を吸収しないようにし、鉄過剰を防いでいます。

鉄不足があるとき、鉄剤を注射や点滴で補充する際にはこの働きが利かず、鉄の過剰が起こることは古くから知られていました。最近では、自然にある食材に含まれていない形の鉄剤が海外のサプリメントに含まれており、服用することによって鉄過剰状態になることが出てきました。過剰になった鉄は、腸粘膜のトラブルだけでなく、体内では活性酸素の発生源にもなってしまいます。サプリメントは吸収がよいだけでなく過剰にならないように、調節機能が働く自然な形態のものを選ぶことが大切です。

ヘム鉄、非ヘム鉄が吸収される2つのルート

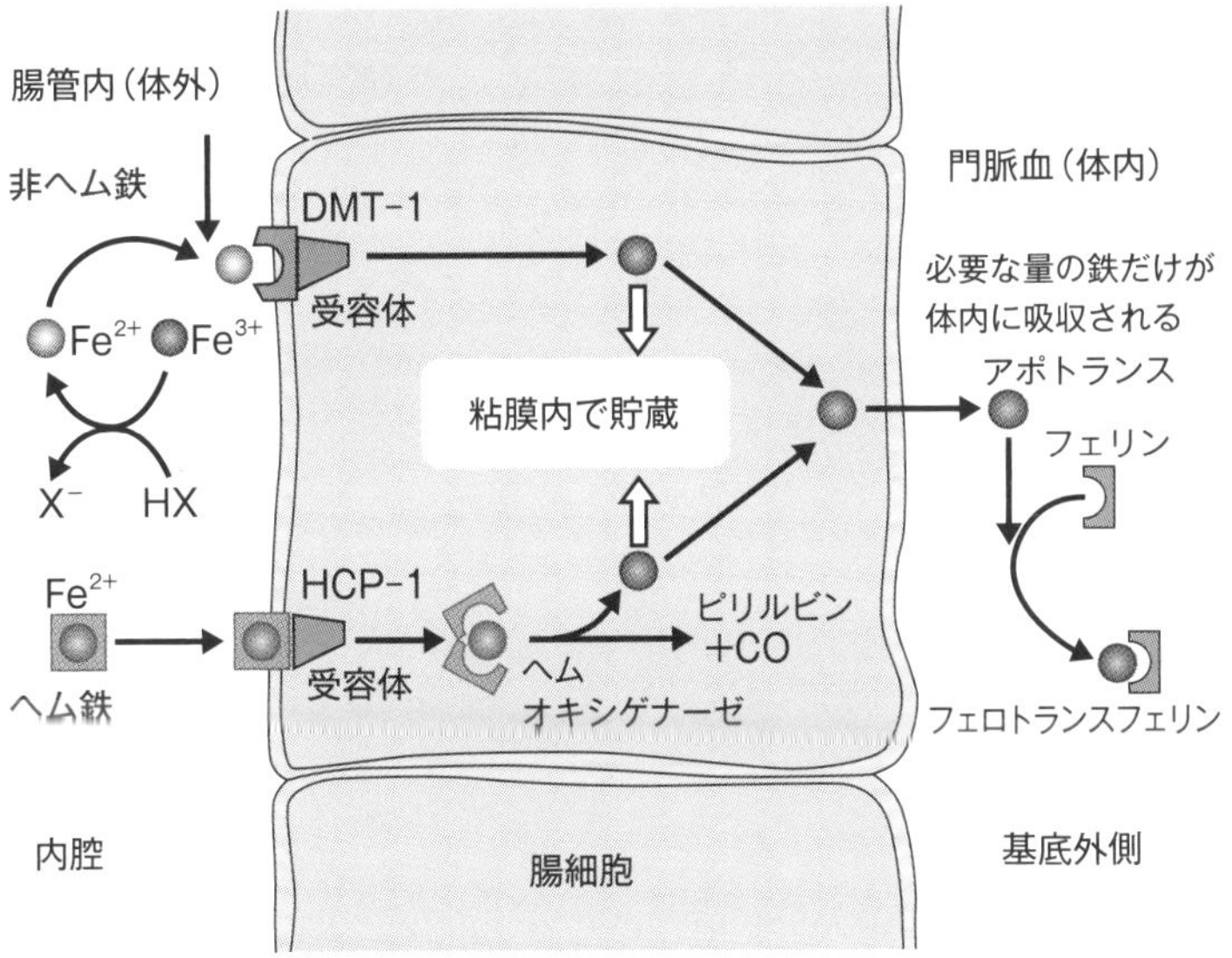

・自然にある食材に含まれるヘム鉄と非ヘム鉄は、それぞれ固有の輸送体から腸管の粘膜内へ吸収される
・体内には必要な量の鉄だけが、腸管の粘膜から体内へ移動することができる
・鉄が過剰になると DMT-1 と HCP-1 が働かなくなり、鉄の過剰を防ぐ

人工的な鉄（点滴や注射、海外のサプリメントなど）ではこのルートが働かないため、鉄過剰に！

①脳の栄養不足

鉄と同時に不足しやすい亜鉛

男性に起こりやすいのが亜鉛不足です。これは食生活と深いかかわりがあります。

男性は女性に比べてアルコールの摂取量が多く、食事も外食や加工食品に偏りがち。亜鉛は精子に多く含まれ、さらにアルコールを分解する際に使われるので、摂取量が多ければそれだけ消費されてしまうのです。また、加工食品は亜鉛の含有量が少ないため、十分な量を体に取り入れることができません。亜鉛と鉄が含まれている食品は共通するため、亜鉛不足と鉄不足が同時に起こりやすい、というのも特徴といえます。

亜鉛不足の症状で代表的なものが、味覚障害です。不足すると次第に濃い味を好むようになり、症状が進むとまったく味を感じなくなります。また、免疫力が低下して風邪をひきやすくなる、肌がカサカサに荒れるなどの皮膚のトラブルに見舞われやすくなるのも亜鉛不足を示すサイン。アトピー性皮膚炎の人には亜鉛不足が多く見られます。また最近では、亜鉛不足がうつや不安障害に関係することもわかってきました。私が必ずチェックしているのは、爪にできる白い斑点。これは亜鉛不足を判定する重要なポイントです。

亜鉛は細胞を活性化させる

病気

体の酸化を防ぐ
低血糖症・糖尿病を予防する
アレルギーを抑制する
味覚・視覚・嗅覚を正常にする
食欲をコントロールする

肌・髪・爪

皮膚を守る
ヤケドやケガの回復を促す
脱毛を防ぐ
爪を丈夫にする

男性

前立腺障害を防ぐ
精力増強

女性

妊娠を維持する

子ども

成長を促す

亜鉛は老若男女を問わず必要な栄養素
酵素の成分として、体内のさまざまな活性にかかわっている

①脳の栄養不足

加工食品、お酒…亜鉛不足を加速する要素

では「亜鉛」と聞いて、どんな食材が思い浮かぶでしょうか。

代表的なものは牡蠣《かき》ですが、亜鉛は、鉄分を含む食材に多く含まれています。赤身の肉やレバーなど、鉄を多く含む食材をとることを心がければ、自然と亜鉛も摂取できるというわけです。ところが現実には、亜鉛が不足するような食生活をしている人が多いのです。

例えばカップラーメン、レトルト食品、冷凍食品、スナック菓子などのインスタント食品。亜鉛不足の元凶は、こうした加工食品を中心にした食生活にあります。

加工食品には、ほとんど亜鉛が含まれていません。カップラーメンを1食分、週に何度も食べているとしたら、亜鉛の摂取量も足りなくなります。

私たちの食生活はより簡易な方向へと向かっていますが、人間の体が本来求めているのは、加工食品ではなく、〝生きた食材〟を食べることです。

なお、亜鉛は、ストレスや糖質過多、アルコールや薬の摂取でも消費されることがわかっています。

現代人の亜鉛不足はこうして起こる！

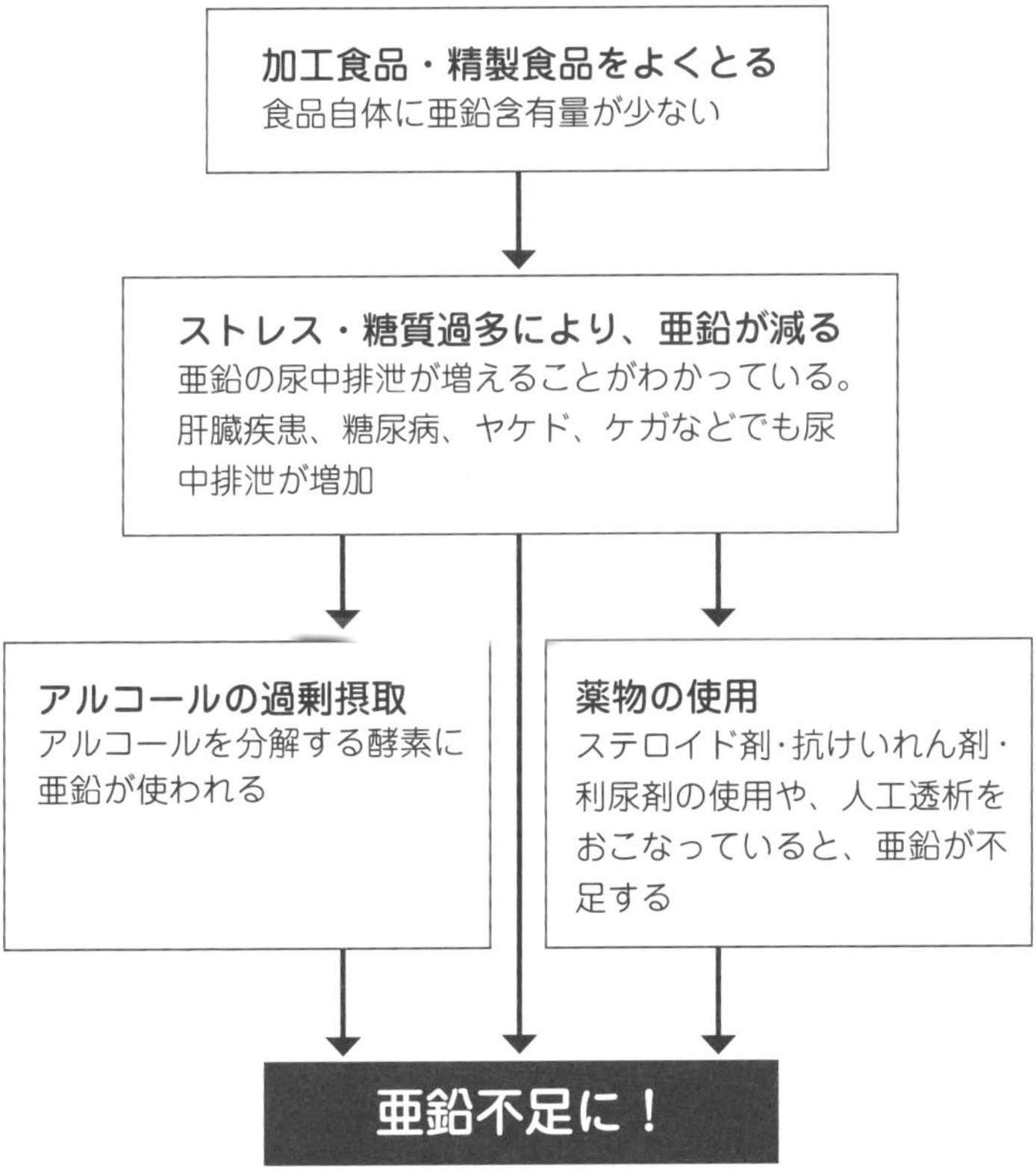
加工食品・精製食品をよくとる
食品自体に亜鉛含有量が少ない
ストレス・糖質過多により、亜鉛が減る
亜鉛の尿中排泄が増えることがわかっている。肝臓疾患、糖尿病、ヤケド、ケガなどでも尿中排泄が増加
アルコールの過剰摂取
アルコールを分解する酵素に亜鉛が使われる
薬物の使用
ステロイド剤・抗けいれん剤・利尿剤の使用や、人工透析をおこなっていると、亜鉛が不足する
亜鉛不足に！

- 忙しくて加工食品をとりがちな、働き盛りの男性には亜鉛不足が多い
- ストレスフルな毎日を送る人こそ、意識的に亜鉛をとる必要がある

②腸の不調

脳と腸はつながっている

「脳腸相関《のうちょうそうかん》」という考え方をご存じでしょうか。腸にトラブルがあると脳にもトラブルがあるとお話をしましたが、脳と腸は深いかかわりを持っています。

腸の粘膜に炎症があると、腸から炎症を引き起こすサイトカインという物質が過剰に分泌され、これらが血中に漂うと、全身に炎症を起こすばかりか、脳にも炎症を起こすことになります。つまり、腸の炎症が脳のトラブルにつながるのです。

実際、うつ症状に悩まされている患者さんには、便秘や下痢などの腸の不調がある人がとても多く見られます。抗うつ剤では改善が見られなかったにもかかわらず、一部の胃腸薬を服用すると、うつ症状が改善することさえあります。

逆に、脳の状態が腸に影響を与えることもあります。本来、腸の働きは脳から独立して調節されていますが、ストレスを感じているときは、脳から自律神経の1つである交感神経を優位にするように指令が出され、その結果、腸内環境が悪化するなど、腸の働きが影響を受けることがあるのです。

脳と腸は互いに影響し合っている

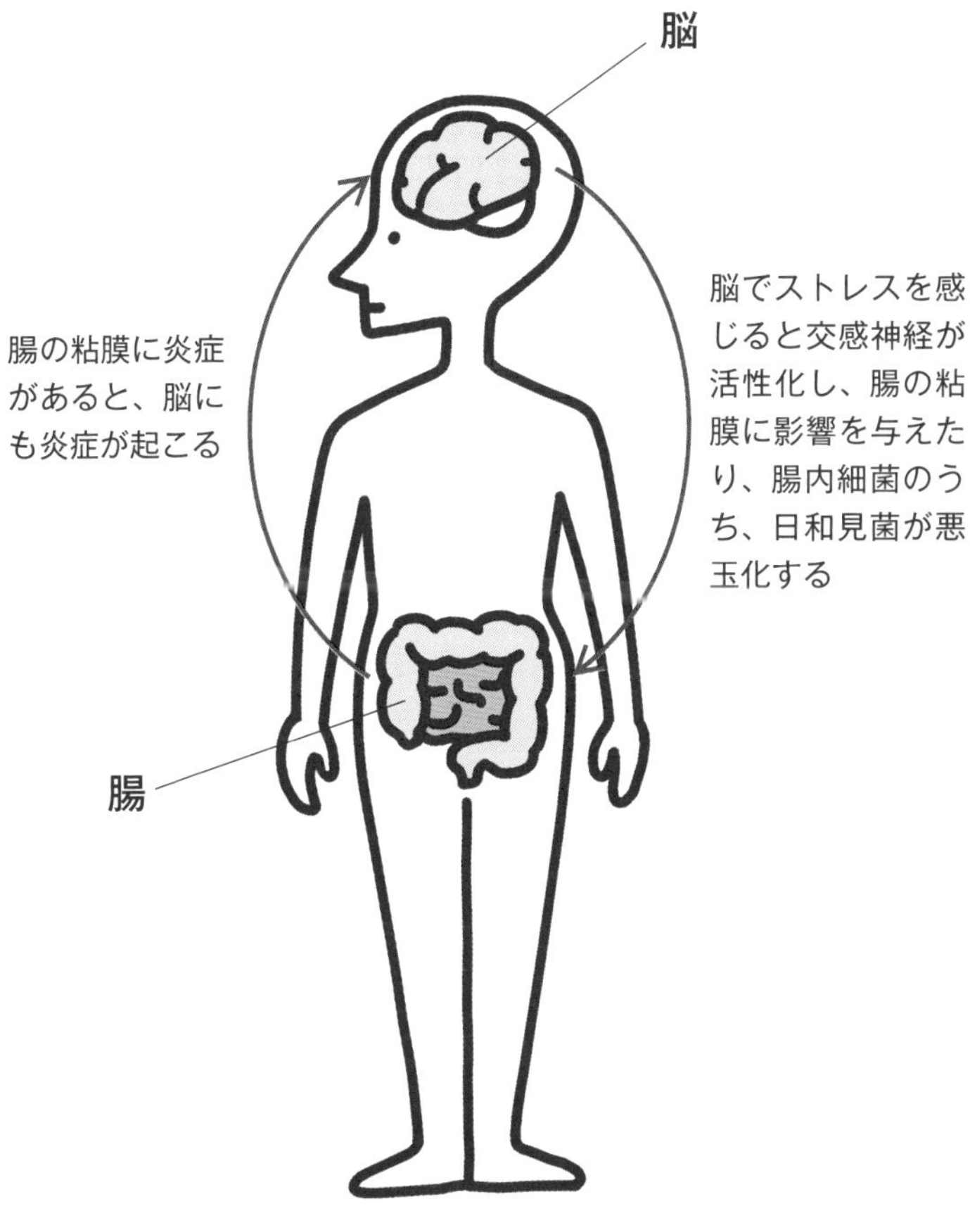
脳
脳でストレスを感じると交感神経が活性化し、腸の粘膜に影響を与えたり、腸内細菌のうち、日和見菌が悪玉化する
腸の粘膜に炎症があると、脳にも炎症が起こる
腸

うつ症状がある人は、便秘や下痢などの腸の不調がある人が多い。
また、一部の胃腸の薬により、うつ症状が改善することもある

②腸の不調

消化管は体を貫くホースのようなもの

ここで、私たちが食べたものが消化・吸収されるメカニズムについてお話ししましょう。その機能を担っているのは、口から肛門にいたる消化管ですが、これは1本のホースのようになっています。そして、体のなかにありながら、実は〝体の外側〟なのです。

内側との境界にあるのが、胃の粘膜であり、小腸、大腸などの粘膜です。食べたものは、まず、噛むことで細かくされ、食道から胃に送られると、そこで胃酸と消化酵素によって、さらに細かい状態にされます。

「消化する」とは何かといえば、大きな分子のものを小さな分子にすること、といっていいでしょう。小さな分子にすることによって、もとの性質をなくしてしまうのです。

分子を小さくしきれず、もとの性質が残ってしまうことで起こるのが、アレルギーです。例えば、サバアレルギーの場合なら、大きな分子のまま吸収してしまうと、分子にはサバの性質が残っていますから、それが異物（抗原）となって、アレルギーが引き起こされる、というわけです。

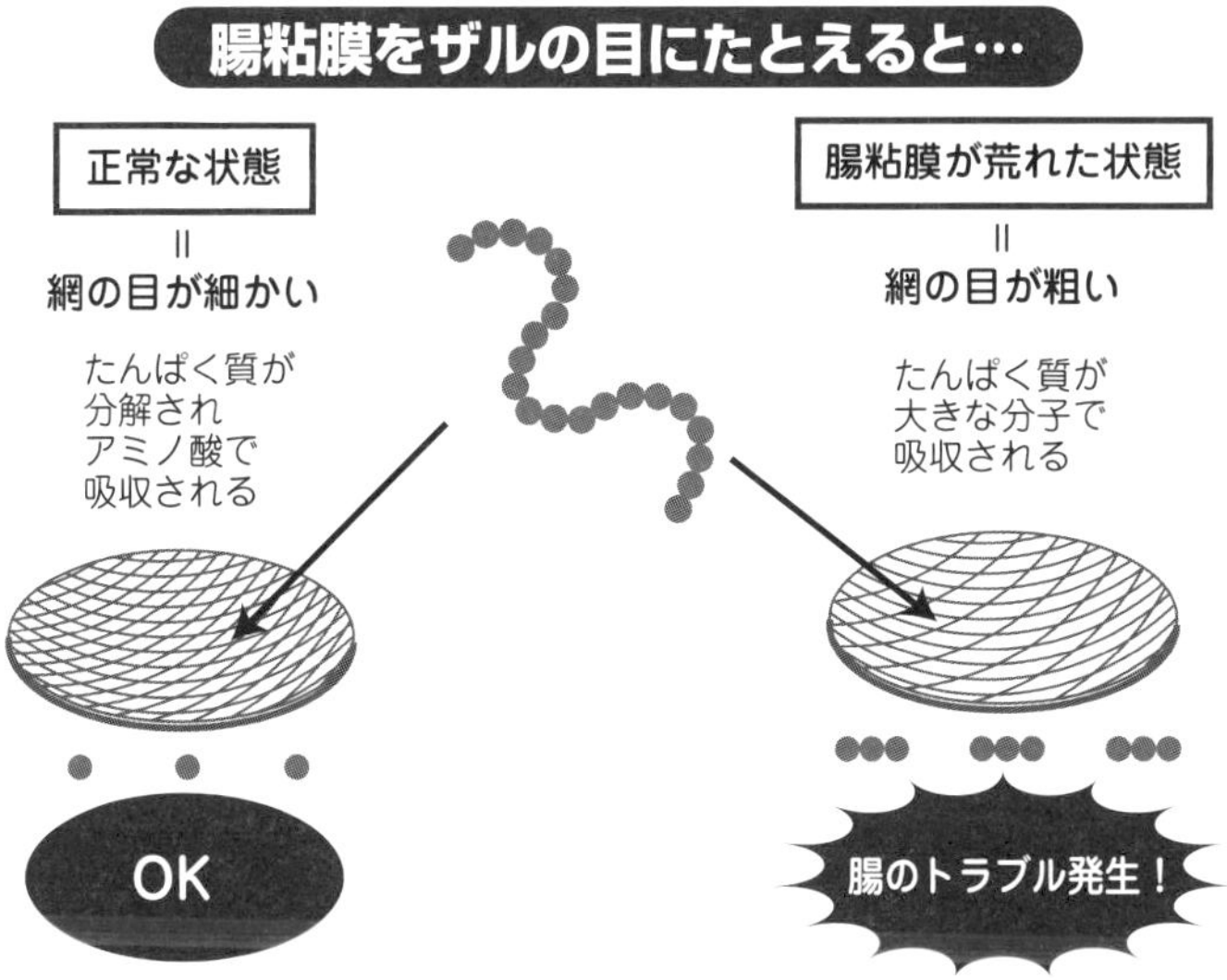
腸粘膜をザルの目にたとえると…
正常な状態
＝
網の目が細かい
たんぱく質が
分解され
アミノ酸で
吸収される
OK
腸粘膜が荒れた状態
＝
網の目が粗い
たんぱく質が
大きな分子で
吸収される
腸のトラブル発生！

さて、胃の内容物は蠕動《ぜんどう》運動によって、一定の量が小腸に送られます。

そこで、さらに消化酵素と混ぜ合わされ、もとの性質が残っていない分子にされます。小腸の粘膜上皮が吸収するのは、この状態になってからです。

吸収された物質は、次に肝臓に届けられ、そこでつくり替えられて、さまざまな用途に使われます。糖質はグリコーゲンや糖質を含んだたんぱく質につくり替えられます。

また、たんぱく質は消化・吸収のプロセスで、すでにアミノ酸に変わっていますが、さらにビタミンやミネラルの助けを借りて酵素になったり、筋肉や皮膚などの組織の材料として使われたりするのです。

②腸の不調

腸のトラブルが脳のトラブルになる理由

腸粘膜の機能が低下すると、さまざまな弊害が起こります。

ここでちょっと〝ザル〟を思い浮かべて下さい。健康な腸粘膜は目が細かいザルと同じで、小さな分子のものしか通しません。一方、機能が低下した腸粘膜は目が粗くなってしまっていて、大きな分子も入っていけるのです。このように、腸粘膜の目が粗くなった状態が、「リーキーガット（腸もれ）症候群」と呼ばれるもの。糖質をはじめ、栄養素の吸収速度が速くなるため、血糖値の乱高下が起こり、全身の不調や脳のトラブルの引き金になります。さらに、たんぱく質も大きな分子のまま入ってきますから、それが抗原となって食物アレルギーが起きたりします。食物アレルギーはいくつかのタイプに分かれますが、あるタイプのアレルギーは、うつやイライラなど精神症状を引き起こします。

また、多動性や自閉症といった子どもの発達障害についても、リーキーガット症候群とのかかわりが指摘されています。腸は〝第2の脳〟といわれますが、腸のトラブルは脳のトラブルにつながっているのです。

腸のトラブルが全身の炎症を招く

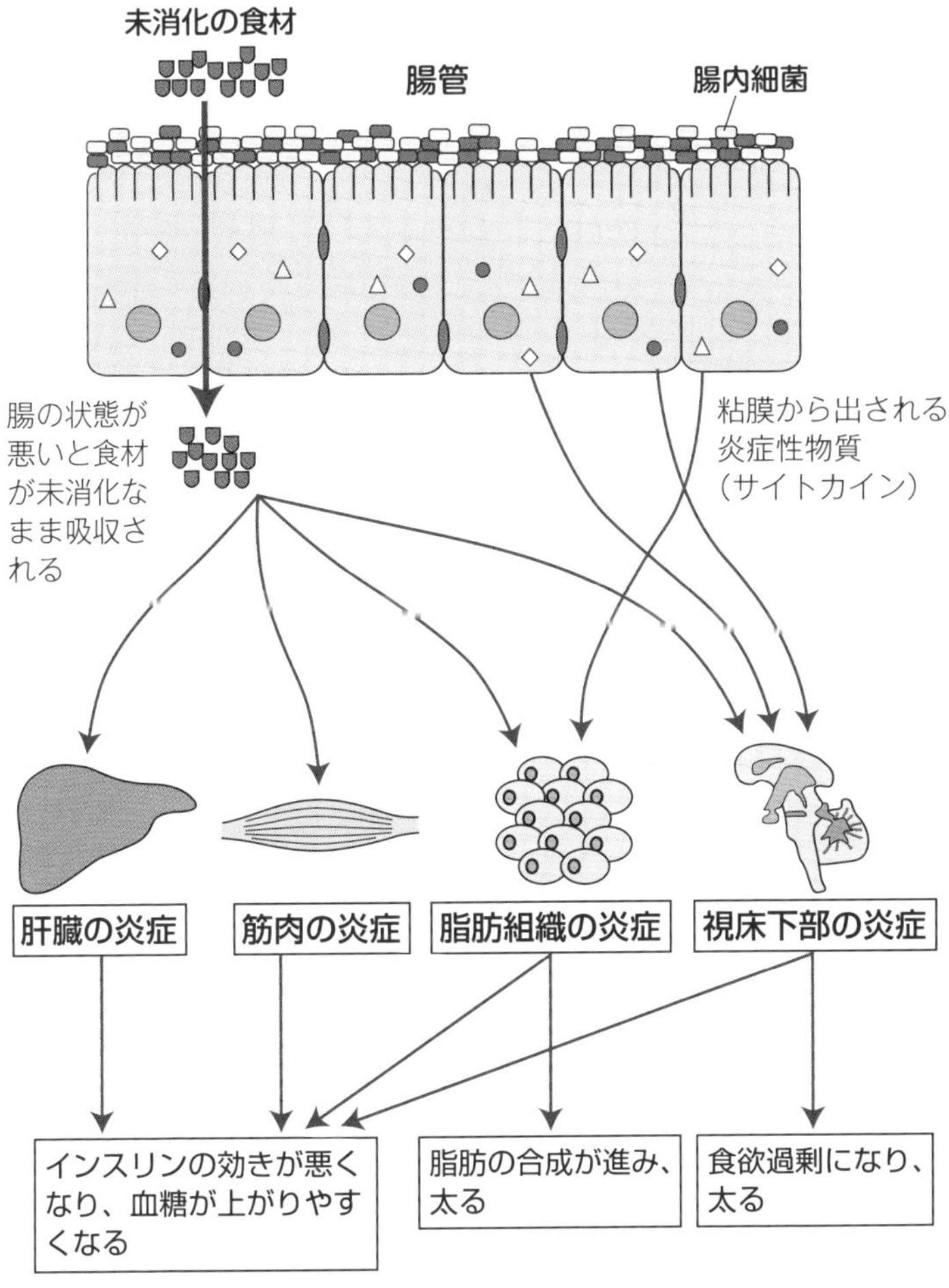

腸の粘膜に炎症が起こると、腸管の細胞の隙間から、未消化の食材や細菌などが入りやすくなる。それが全身の炎症を引き起こす

②腸の不調
腸内環境が悪化するさまざまな原因

腸内環境を悪くさせる原因はいくつかあります。

1つは胃薬などにより胃酸の分泌が抑制されてしまうこと。胃酸が分泌されないと、食べ物に含まれている毒素や細菌、ウイルスなどがそのまま腸に届いてしまうのです。

2つ目は、抗生物質の服用です。抗生物質を服用すると、腸内の悪玉菌だけでなく善玉菌まで殺してしまい、腸内細菌を乱すことになります。

3つ目は、カンジダの影響です。カンジダはカビのようなもので、通常は悪さをしない常在菌です。このカンジダが悪さをするきっかけになるのが糖質です。「甘い物」や「甘い果物」などはカンジダの大好物。甘い物だけでなく、パスタやパン、うどんなど糖質の高いものを好んで食べている人は、腸内にカンジダが増え、腸のトラブルを抱えている人が多いのです。

そして4つ目が小麦や乳製品の摂取。詳しくは後ほど説明しますが、小麦や乳製品に含まれているグルテンやカゼインといった成分が、腸粘膜を荒らしてしまうのです。

こんなものが腸内環境を悪くする！

薬による胃酸の抑制

胃薬などで胃酸を抑えてしまうと、食べ物に含まれている細菌やウイルスなどがそのまま腸まで到達してしまう

抗生物質の使用

抗生物質は腸内の悪玉菌だけでなく善玉菌まで殺してしまうため、腸内細菌のバランスが乱れる

カンジダ感染

カンジダに感染すると、摂取した栄養がカンジダに奪われてしまい、栄養不足になる

小麦・乳製品の摂取

小麦に含まれる「グルテン」、乳製品に含まれる「カゼイン」というたんぱく質が、腸の粘膜を荒らす

②腸の不調
集中力低下、イライラは小麦、乳製品のせい⁉

グルテンは小麦に、カゼインは乳製品に含まれているたんぱく質です。

グルテンやカゼインのアミノ酸の配列は、麻薬様物質と似ているため、脳内で麻薬のように作用してしまいます。しかもその成分は、脳に悪いものを入れないためにある「血液脳関門」を通過してしまい、脳の神経細胞の受容体にくっついてしまいます。すると、中毒症状を起こしたり、ハイになったり、イライラしたり、逆にボーッとしたりします。これが脳の疲労感や抑うつ感につながることもあります。

また神経伝達物質の正常な分泌を阻害するため、記憶が曖昧《あいまい》になる、情緒不安定になる、うつになる、興奮しやすくなるなどの状態を引き起こしてしまいます。

グルテンやカゼインの問題はそれだけではありません。細胞の解毒能力を低下させ、全身の細胞に毒性物質をたまりやすくさせてしまいます。

結果として、脳の神経細胞の解毒能力も落ちてしまい、脳の神経細胞のなかに悪い物質が蓄積されやすくなってしまうのです。

小麦・乳製品が脳の神経伝達に与える影響

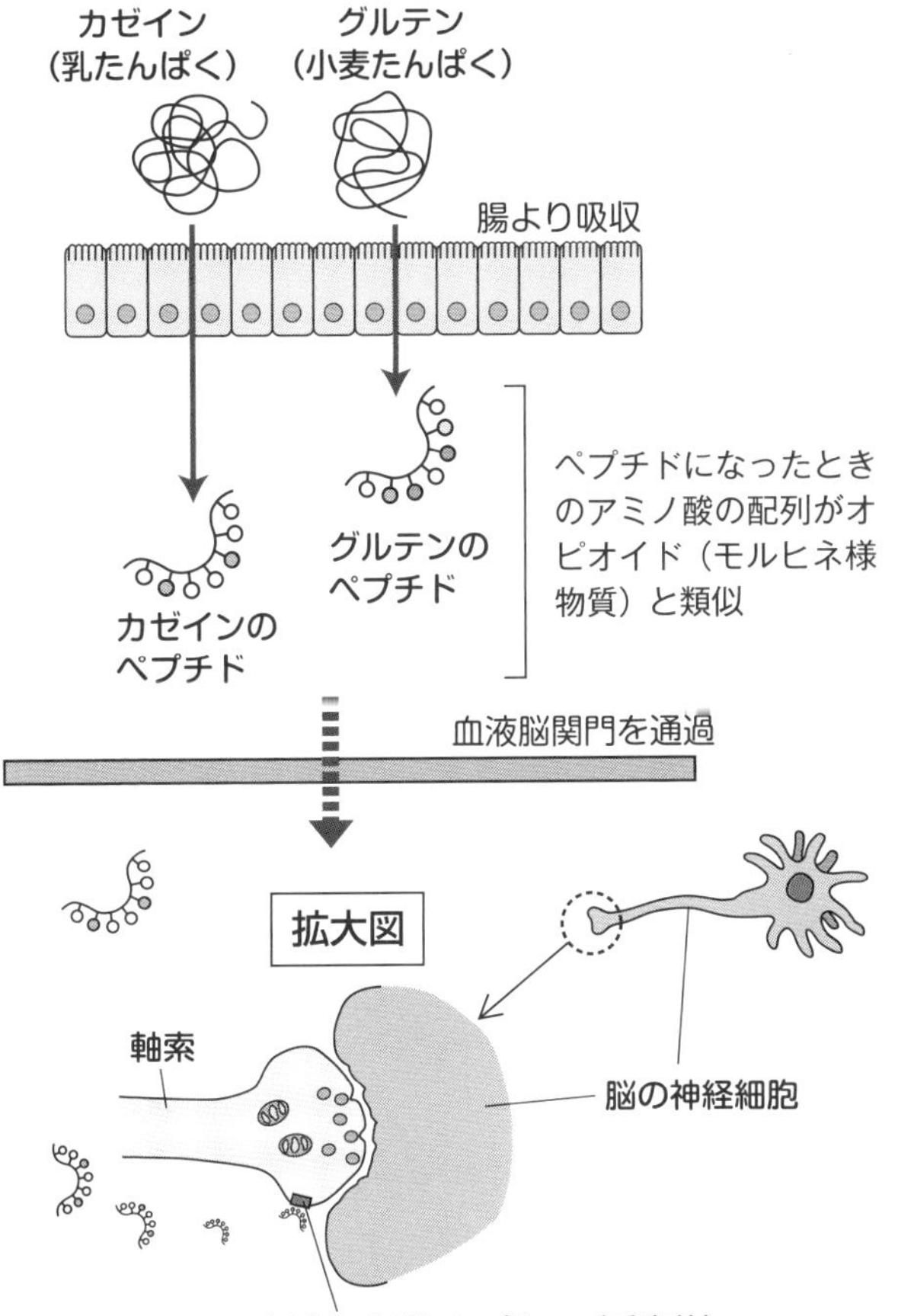

グルテン・カゼインのアミノ酸配列はオピオイド（モルヒネ様物質）と似ているため、同じものと認識してしまい、脳の神経細胞の受容体に結合してしまう。その結果、神経伝達物質の分泌を阻害し、記憶障害や情緒不安定、中毒性などを引き起こす

②腸の不調

グルテンは体のトラブルメーカー

グルテンが腸や脳に影響を及ぼすことについて説明しましたが、その理由は、グルテンの構造が大きく関係しています。グルテンはたんぱく質です。たんぱく質はペプチドという数珠のようにつながった分子に分解され、アミノ酸となって小腸に吸収されて体内に運搬されます。

グルテンの配列を見ると、その立体構造のなかには、「細胞に対して毒性を発揮する部位」や「免疫機能に変化を与える部位」があります。

また免疫機能があるリンパ球の約7割を占めるT細胞は、免疫の実行部隊に指令を出す非常に重要な細胞ですが、グルテンのアミノ酸配列のなかにはこのT細胞の発現を乱してしまう部位があります。さらには「腸管の透過性を高める部位」、つまり、腸粘膜を荒らしてしまう部位もあります。

ひと言でいえば、グルテンのアミノ酸配列は、非常によくない並び方をしているというわけです。しかもその鎖状の構造は厄介なことに、分解されにくい構造でもあるのです。

グルテンの構造でわかる体への影響

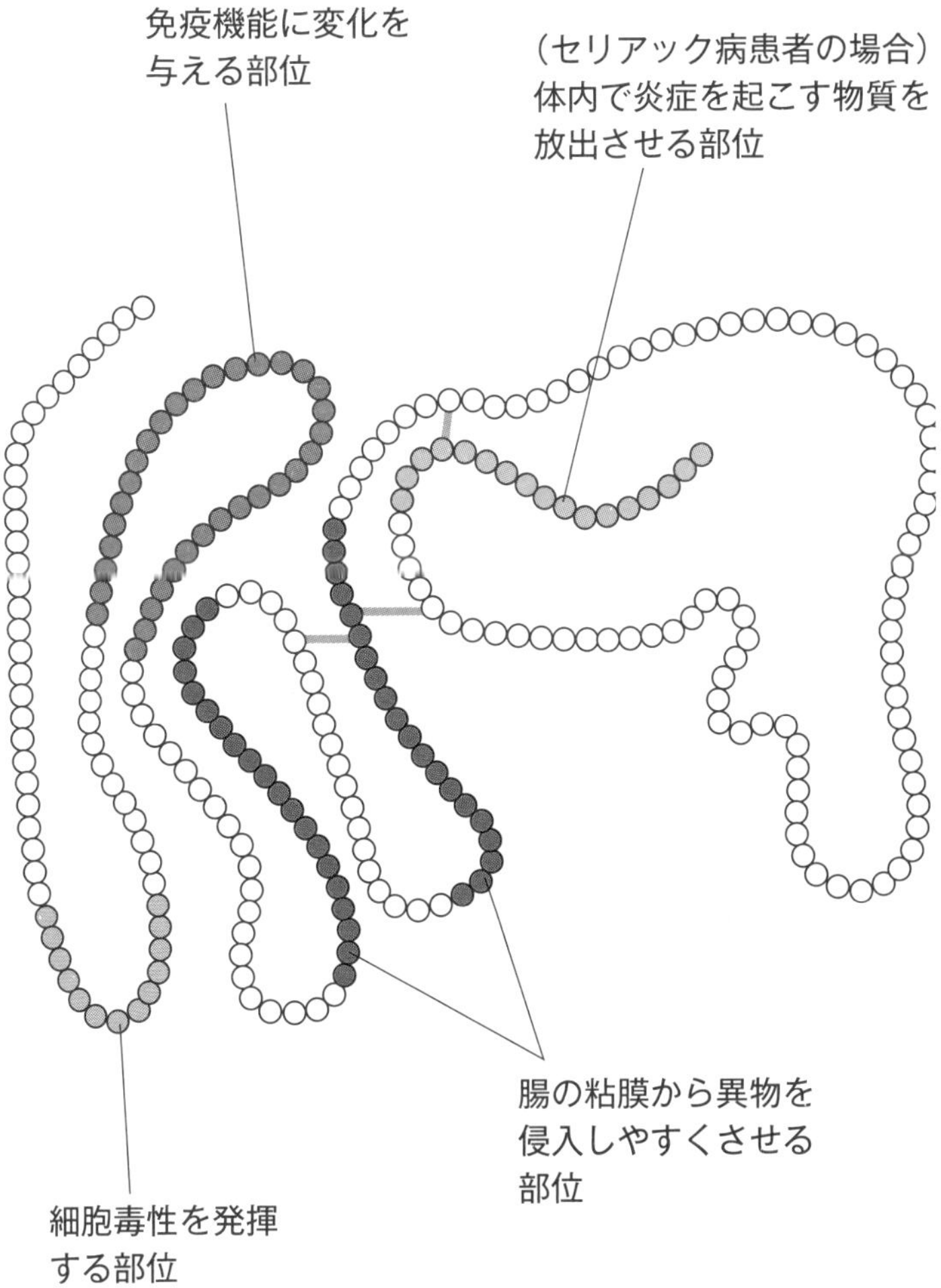

②腸の不調

カゼインには特有の問題がある

カゼインには、特有の悪さを働く物質がいくつかあります。

その1つがカゼイン由来のペプチド抗体。この抗体が細胞にある葉酸受容体と結合すると、血液中から脳に運ばれてくる葉酸の細胞内への輸送を阻害してしまいます。葉酸はDNAやRNA（リポ核酸）の合成に関与し、DNAが正確に遺伝子情報を保持し、生成されるのをサポートするように細胞に働きかけるなど、とても重要な働きをします。しかしカゼインをとると、この葉酸が脳で不足してしまう恐れがあるのです。特に牛乳には、ヒトの葉酸受容体と91％の相同性（立体構造や機能、アミノ酸配列が類似）を持っている水溶性の葉酸受容体の抗原が含まれています。ということは、カゼインの抗体があるかどうかは関係なく、牛乳を飲むことで脳への葉酸の取り込みを阻害する可能性があるのです。

もう1つは、カゼインが、細胞の解毒作用と関係するアミノ酸の1つであるシステインの取り込みを阻害するということです。その結果、細胞の解毒機能が低下し、薬や重金属、環境ホルモンなどの有害物質の影響を受けやすくなってしまうのです。

カゼインが招くトラブル

●細胞の解毒能力の低下

カゼインは、細胞の解毒作用と関係するシステイン（アミノ酸の１つ）の取り込みを阻害する。その結果、細胞の解毒能力が低下し、薬、重金属、環境ホルモンなどの影響を受けやすくなってしまう

●脳の葉酸不足を引き起こす（自閉スペクトラム症の場合）

自閉スペクトラム症の患者には、カゼインに対する抗体を持っている人が多い。その抗体が葉酸受容体と結合してしまうと、血液中から脳への葉酸の取り込みを妨げ、脳が葉酸欠乏状態となってしまう。なお、自閉スペクトラム症の食事療法として、グルテン・カゼインを除去する「グルテンフリー・カゼインフリー」が古くからおこなわれている

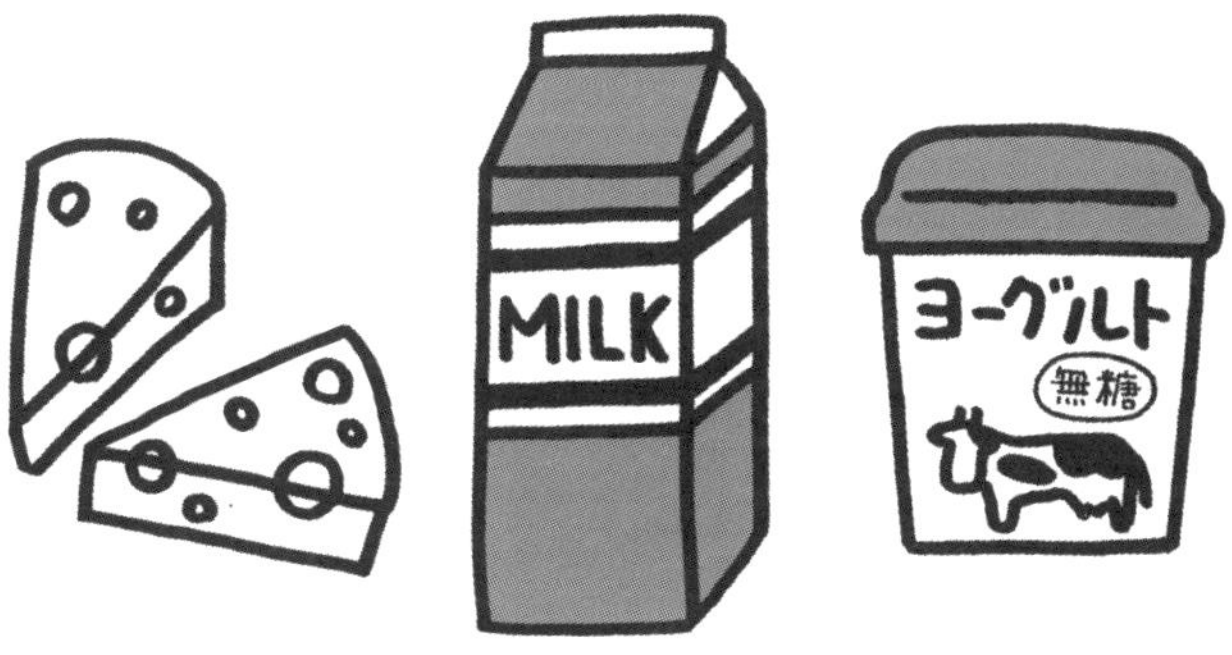

②腸の不調

タイプによって違うアレルギーの特徴

免疫に関係しているのは「Ｉｇ（免疫グロブリン）」という抗体です。Ｉｇは血液中や細胞の液のなかにたくさんあり、血液中に侵入してきた異物（抗原）と結びつきます。その結果、異物を排除する免疫システムが働くのですが、その働きが過剰になって起こるのがアレルギーです。ここでは３つのアレルギータイプを紹介します。

１つは「ＩｇＥ」タイプ。花粉症やぜんそく、食物、薬物などのアレルギーがこれで、症状がすぐにあらわれるのが特徴。そのため「即時型アレルギー」とも呼ばれます。アレルギーのもとになっているのが何かわかるので、自分でも比較的注意しやすいといえます。

２つ目は「ＩｇＧ」タイプです。アレルギー症状が出るのが遅いため、「遅発型アレルギー」と呼ばれます。そのため、何が抗原になっているのかが非常につかみづらく、知らずにそれを食べ続けてしまうことになり、症状の悪化につながります。３つ目は粘膜と関係している「ＩｇＡ」タイプ。ＩｇＡ抗体は血液中の抗原にではなく、粘膜のところで抗原と結びつくため、血液中に抗体が認められるのは、腸粘膜が弱くなっている証拠です。

アレルギータイプチェックリスト

以下の項目で当てはまるものに印をつけてください（何個でも可）

	項　　　　目	チェック
1	小麦、卵、乳製品などの食物アレルギーがある	
2	花粉、ハウスダストなどのアレルギーがある	
3	ぜんそく、アトピー性皮膚炎である	
4	朝食や昼食のメニューがほぼ毎日同じである	
5	好物や習慣で、毎日欠かさずとっている食品がある（牛乳、ヨーグルト、卵、納豆、豆腐など）	
6	野菜、フルーツのなかで、同じ種類のものをよく食べる	
7	肉、魚、魚介類のなかで、同じ種類のものをよく食べる	
8	偏食である（好き嫌いが激しい）	
9	以前は好きではなかったが、やたらと食べるようになった食べ物がある	
10	食後に頭痛がしたり、落ち着きがなくなる	
11	抗生物質をよくとる	
12	母乳をあまり飲んでいない	
13	生後12カ月以内に離乳食をはじめた	
14	慢性的に下痢または便秘である	
15	トイレ（大）が臭い、ガスが臭い	

●診断結果

1～3に印がついた人 → IgEアレルギータイプ

4～10に印がついた人 → IgGアレルギータイプ

11～15に印がついた人 → IgAアレルギータイプ

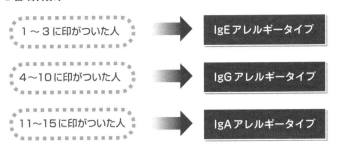

②腸の不調

自覚されにくいIgGアレルギー

IgGアレルギーは症状が出るのが遅いとお話ししました。数時間後、数日後に症状が出るため自覚しにくく、知らずに食べ続けていたもの、特に毎日のように食べているもの、大好物や急に食べたくなったもの、たんぱく質をたくさん含んだ食材などが食物アレルギーを引き起こしているケースも少なくありません。そのため、ひそかにアレルギーが進行することになりやすいのです。しかも、症状も発達障害やうつのそれと似ているので〝誤診〟されやすいのが、このIgGタイプです。

牛乳、豆腐や納豆などの大豆製品などはその典型的なアレルギー食材ですが、それ以外に予想もしたことがない食材も、アレルギー源になることが明らかにされています。例えば野菜、フルーツ、スパイスなどもそうです。

「野菜やフルーツでアレルギーになるなんて、聞いたことがない！」。みなさん、驚かれると思いますが、野菜には微量のたんぱく質を含んでいるものがあり、それがアレルギーのもとになるのです。

IgGアレルギーの検査項目

乳製品

- カゼイン
- チェダーチーズ
- カッテージチーズ
- 牛乳
- ホエイ（乳清）
- ヨーグルト

肉

- 牛
- 鶏
- 卵白
- 卵黄
- 羊
- 豚

魚介類

- アワビ
- ハマグリ
- タラ
- カニ
- イカ
- カキ
- バラフエダイ
- サケ
- スズキ
- エビ
- マグロ

ナッツ・穀物・野菜

- アーモンド
- キドニー豆
- 小豆
- 大豆
- サヤインゲン
- ソバ
- カシューナッツ

ナッツ・穀物・野菜

- トウモロコシ
- 小麦グルテン
- 緑豆
- オーツ麦
- ピーナツ
- ピスタチオ
- 玄米
- 白米
- ライ麦
- ゴマ
- クルミ
- 全粒小麦
- アスパラガス
- タケノコ
- モヤシ
- ゴーヤ
- ブロッコリー
- キャベツ
- ニンジン
- カリフラワー
- セロリ
- キュウリ
- ナス
- ニンニク
- コンブ
- 西洋ネギ
- レタス
- マッシュルーム
- オリーブ（黒）
- タマネギ
- ピーマン
- サツマイモ
- ジャガイモ
- カボチャ
- ホウレンソウ
- トマト

果物

- リンゴ
- アボカド
- バナナ
- 網メロン
- チェリー
- ココナッツ
- 赤ブドウ
- グレープフルーツ
- キウイ
- レモン
- マンゴー
- オレンジ
- パパイヤ
- モモ
- パイナップル
- イチゴ
- スイカ

スパイス

- カレーパウダー
- ショウガ
- マスタード
- 黒コショウ
- チリ
- バニラ

その他

- ココア
- コーヒー
- ハチミツ
- サトウキビ
- 緑茶
- 製パン用イースト
- 醸造用イースト

③糖質のとりすぎ

うつの陰にある「低血糖症」

血糖値の調節がうまくいかず、安定した血糖値の変化が保てないのが低血糖症。イライラや不安感、集中力の減退、夜中に目が覚めるなどの症状があるため、うつや不安障害の診断が下されてしまうことが多いのです。

血液中のブドウ糖の濃度を示す血糖値は、通常、ホルモンで調整されて一定の範囲に収まっています。ブドウ糖は脳のエネルギー源ですから、血糖値が安定していれば、脳へのエネルギーも安定して供給されることになります。

血糖値は食後ゆるやかに上がり、その後ゆるやかに下がって、3～4時間後には空腹時とほぼ同じ数値になる、というのが正常な変化。重要なのは空腹時の数値より下がりすぎないことです。ところが、糖質のとりすぎなどによって調整機能に不備が起きると、食後しばらくして血糖値が下がってきているときに、大量にインスリンが分泌されてしまい、それに対応して血糖値を上げるホルモンも放出されます。その結果自律神経を乱し、心にも体にもさまざまな症状があらわれることになるのです。

正常な血糖曲線

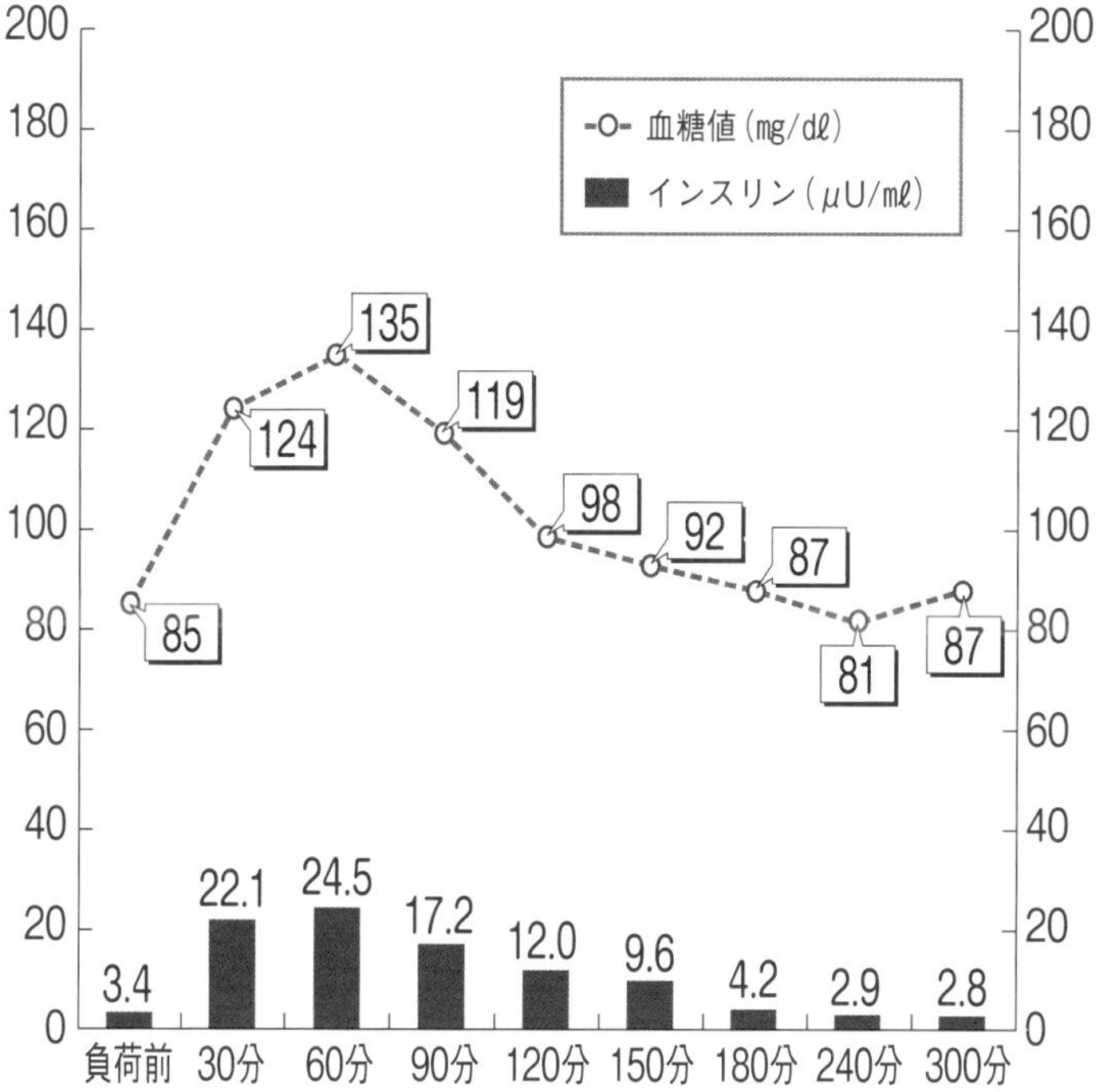

負荷前（食前）の血糖値よりも大きく下がることはなく、上がる前と下がったときの値はほぼ同一ラインにある

③糖質のとりすぎ

食事の数時間後に不調が出る「反応性低血糖症」

低血糖症には、大きく分けて3つのタイプがあります。まず、「反応性低血糖症」。食後に急激に血糖値が上がり、ピークに達すると急激に下がるのが、このタイプの特徴です。3～4時間後には空腹時の数値の50％にまで低下してしまうこともあります。

血糖値が急降下すると、上げるためにたくさんのホルモンが放出されます。これが心身にさまざまな変調をもたらします。興奮系のアドレナリン、ノルアドレナリンが大量放出されると、動悸や手足のしびれ、筋肉のこわばり、頭痛、精神面ではイライラや不安感、恐怖心などがあらわれることになります。また、血糖値が下がりすぎると、エネルギー源として脳に供給されるブドウ糖が不足してしまうため、集中力が落ちたり、強い眠気に襲われたりします。さらにこのタイプで問題になるのは、インスリンの分泌が遅れ、しかも大量に出ること。インスリンには脂肪を合成する働きがあるため、分泌されるインスリンの量が増えればそれだけ太りやすくなるのです。食事の量は増えていないのに、「なんだか太ってきたなぁ」という人は、このタイプの低血糖症を疑ってみる必要があります。

反応性低血糖症の血糖曲線

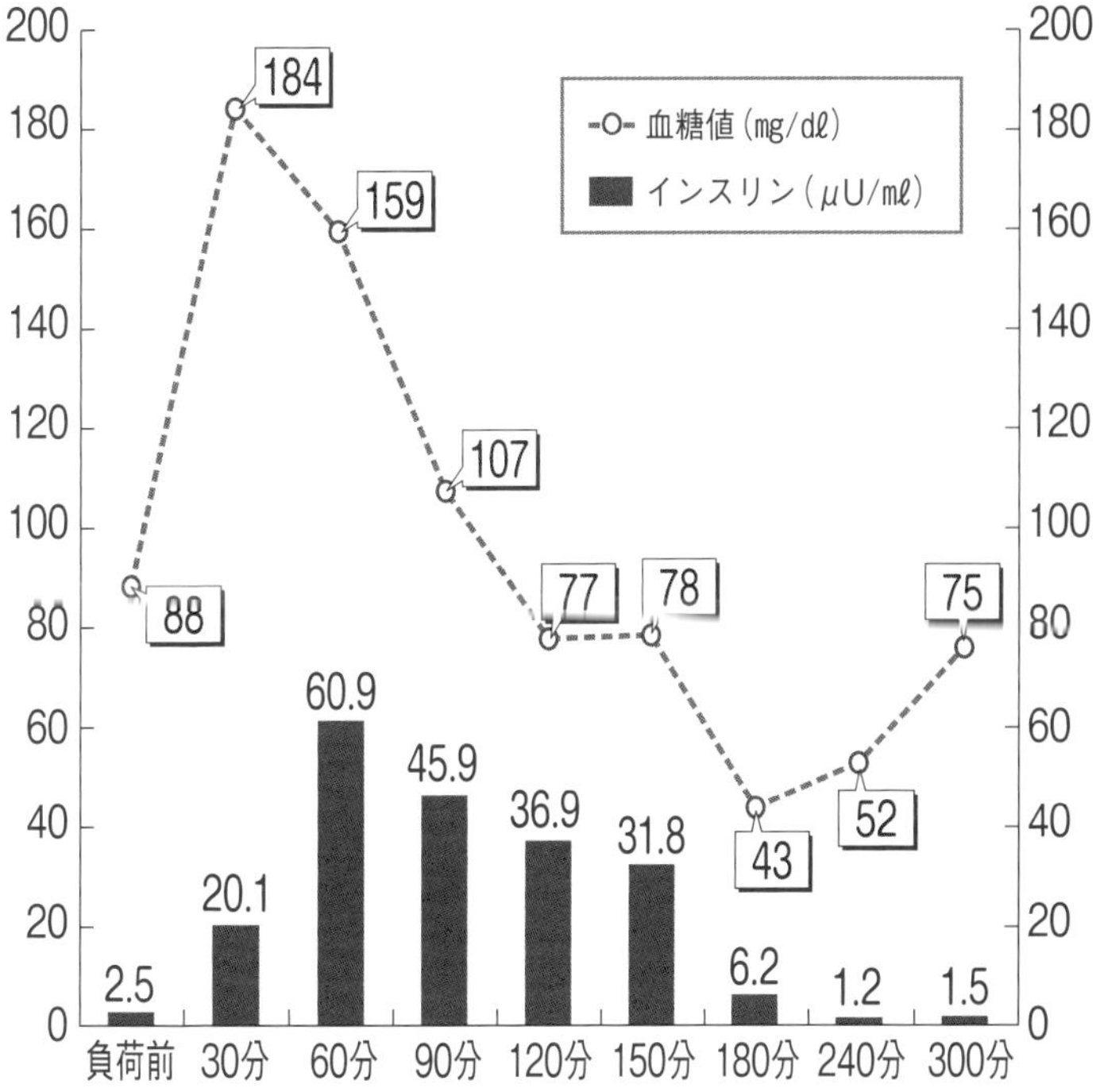

負荷後（食後）、血糖値が急激に上がり、ピークを迎えると急激に低下する。このとき、イライラや不安感、手足のしびれや頭痛などの心身の変調があらわれる

③糖質のとりすぎ

常に疲労感がある「無反応性低血糖症」

低血糖症の2つ目のタイプは「無反応性低血糖症」です。これは文字通り、食事をとったあとも血糖値が上がらないのが特徴。10〜30代前半の人に多く見られますが、血糖値が上がらないため、脳や筋肉などエネルギーを必要とする体の部分に十分なブドウ糖を供給することができません。

次ページの図でも明らかですが、インスリンは頻繁《ひんぱん》に出たり出なかったりを繰り返しています。

血糖値がこのような曲線を描く人は、疲労感が強く、常に体のだるさを感じています。朝になってもなかなかベッドから起き上がることができず、仕事や学校に行くのも億劫《おっくう》になる、といったことにもなります。

たくさんエネルギーを必要とする脳がエネルギー不足になっているわけですから、思考力は低下します。やる気が感じられず、動きも緩慢《かんまん》なため、一見すると〝なまけ病〟と受けとられがちですが、実は無反応性低血糖症が隠れているケースが多いのです。

無反応性低血糖症の血糖曲線

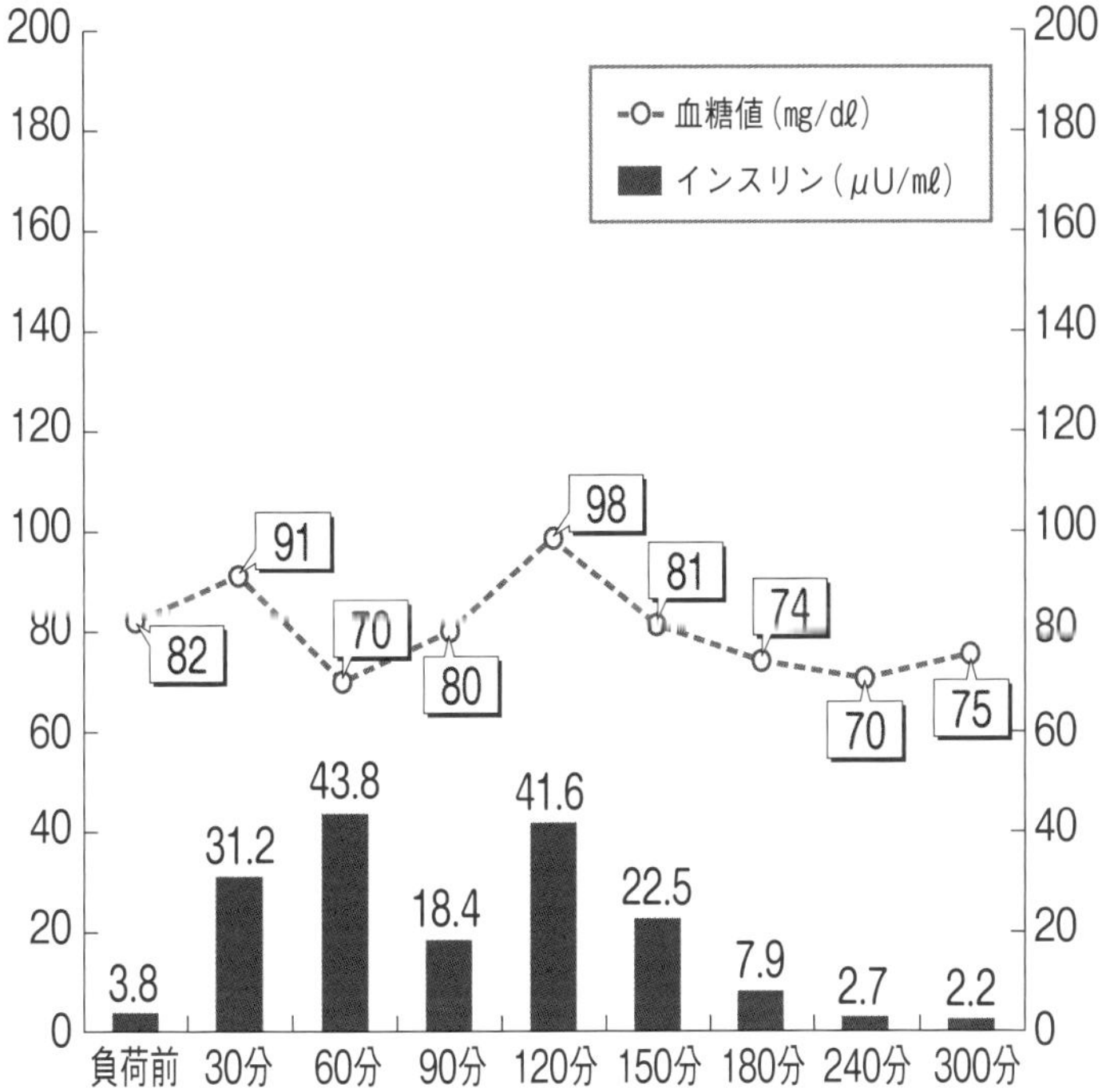

食事をしても血糖値の十分な上昇がないため、常にだるかったり疲労感がある。このタイプは朝起きられなかったり、仕事や学校に行くのを億劫に感じることが多い。慢性疲労症候群といわれた人も、このタイプが多い

③糖質のとりすぎ

感情の起伏が激しい「乱高下型低血糖症」

血糖値が上がったり下がったりを繰り返すのが「乱高下型低血糖症」です。「乱高下型低血糖症」の場合、脳へのエネルギー供給が極めて不安定になるため、心にもそのままの変化があらわれます。

ニコニコと朗らかにしていたかと思えば、突然、表情が険しくなったり、めそめそしていると思ったら、次の瞬間には笑い出したり、といったことが起こります。血糖値と同じように感情が〝乱高下〟するのが、このタイプの特徴といっていいでしょう。

また、血糖値が急激に下がるのに備えて、自律神経のうち、常に交感神経のほうが緊張状態を強いられ、そのために交感神経を司るホルモンがたくさん分泌されます。脳内の神経伝達物質では、ノルアドレナリンの数値が高くなっていることが多いといえます。

なお、説明してきた3つの低血糖症のタイプは、一般に認知されている正式名称ではありません。血糖値の変化の傾向によって任意に分類したもので、オーソモレキュラー療法では、低血糖症をこの3つに分けて診断しています。

乱高下型低血糖症の血糖曲線

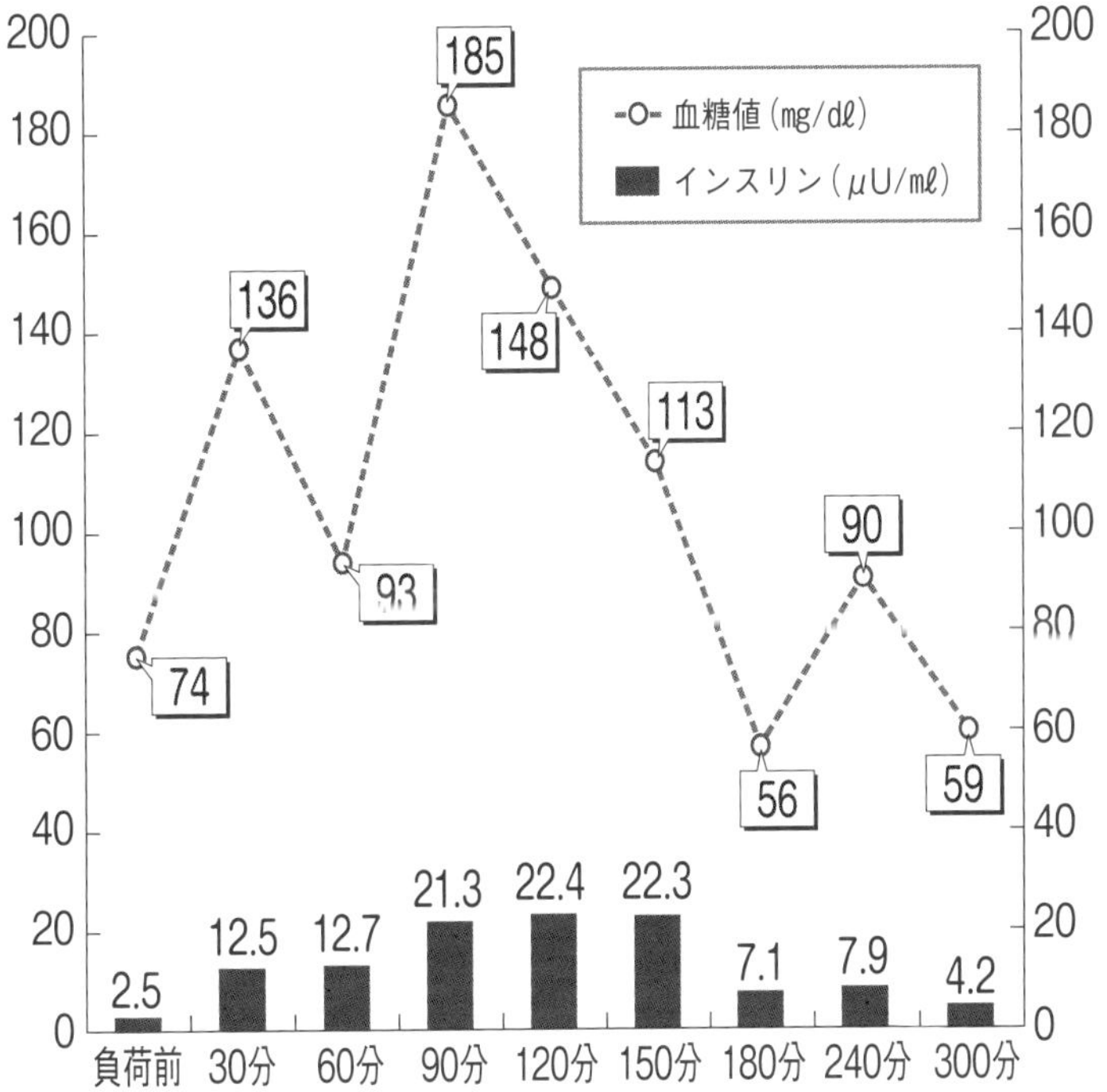

血糖値が上がったり下がったりを繰り返す。この乱高下には多くの自律神経の調整がかかわっており、それに伴い気分もめまぐるしく変わる

③糖質のとりすぎ

糖尿病でなくても起きている「血糖値スパイク」

糖尿病であるかどうかは関係なく、また糖尿病の前段階の症状もなく、食事のあとに血糖値の急上昇を繰り返す「食後高血糖」の人がいることがわかってきました。その血糖値の変化をグラフにすると、尖った針のように急上昇を繰り返すことから、「血糖値スパイク」と呼ばれることもあります。

空腹時の血糖値は正常で、ほとんどの場合、食後2時間以内で正常値に戻るため、糖尿病と診断されることはありません。また、一般的な血液検査では食後の血糖値を測ることはありませんから、このような変化は見逃されてしまっています。

しかしこの血糖値スパイクが、糖尿病以外のさまざまな病気とかかわっていることが明らかになってきました。不眠、イライラ、過食、うつ症状のほか、動悸や発汗、ほてり、めまい、頭痛などの不定愁訴も食後高血糖との関係が指摘されています。また、血管が傷つき、やがて糖尿病につながるのはもちろん、心筋梗塞やがん、認知症を引き起こすともいわれています。血糖値スパイクを防ぐことは、がんや認知症の予防にもなるのです。

「血糖値スパイク」チェックリスト

食後2時間以内（早い人では1時間くらいから出る）

- □ 頭痛
- □ ほてり
- □ 動悸
- □ 発汗、（急な）空腹感

食後2時間以降（3、4時間後）

- □手のふるえ
- □冷え
- □強い空腹感
- □眠気
- □うつ感、集中力の低下

睡眠時（夜間の血糖値スパイク）

- □夜間の体のこわばり
- □中途覚醒
- □疲れがとれない
- □発汗（寝汗）

③糖質のとりすぎ

夜間低血糖が翌日の不調の原因だった！

夜間低血糖とは、寝ているあいだに起こる無自覚な低血糖のことをいいます。

実は、知らぬ間に夜間低血糖を起こしている人は、とても多いのです。

夜間低血糖の一番の問題は、生活の質（ＱＯＬ）を著しく落としてしまうことです。就寝中に急激な血糖値の低下が起こると、まず睡眠の質に影響を与えます。睡眠の途中で目覚めてしまう中途覚醒が起こることもあります。そうなると朝起きられずに遅刻してしまったり、仕事をしている人は出社できなくなったりすることもあります。

また、翌日の疲労感や倦怠感《けんたいかん》が強く、日中に強い眠気が起きる、集中力が低下する、といったことが起こるため、翌日のパフォーマンスも落ちてしまいます。仕事をしている人にとっては、深刻な問題です。

夜間低血糖を防ぐためには、何といっても寝る前に単純糖質をとらないこと。糖質をとると、夜間に血糖値が急上昇し、そのあと急降下が起きるのです。寝る前に食べるなら、少量のナッツやゆで卵がおすすめです。間違ってもおにぎりやパンなどは避けましょう。

3日間の持続血糖測定のグラフ

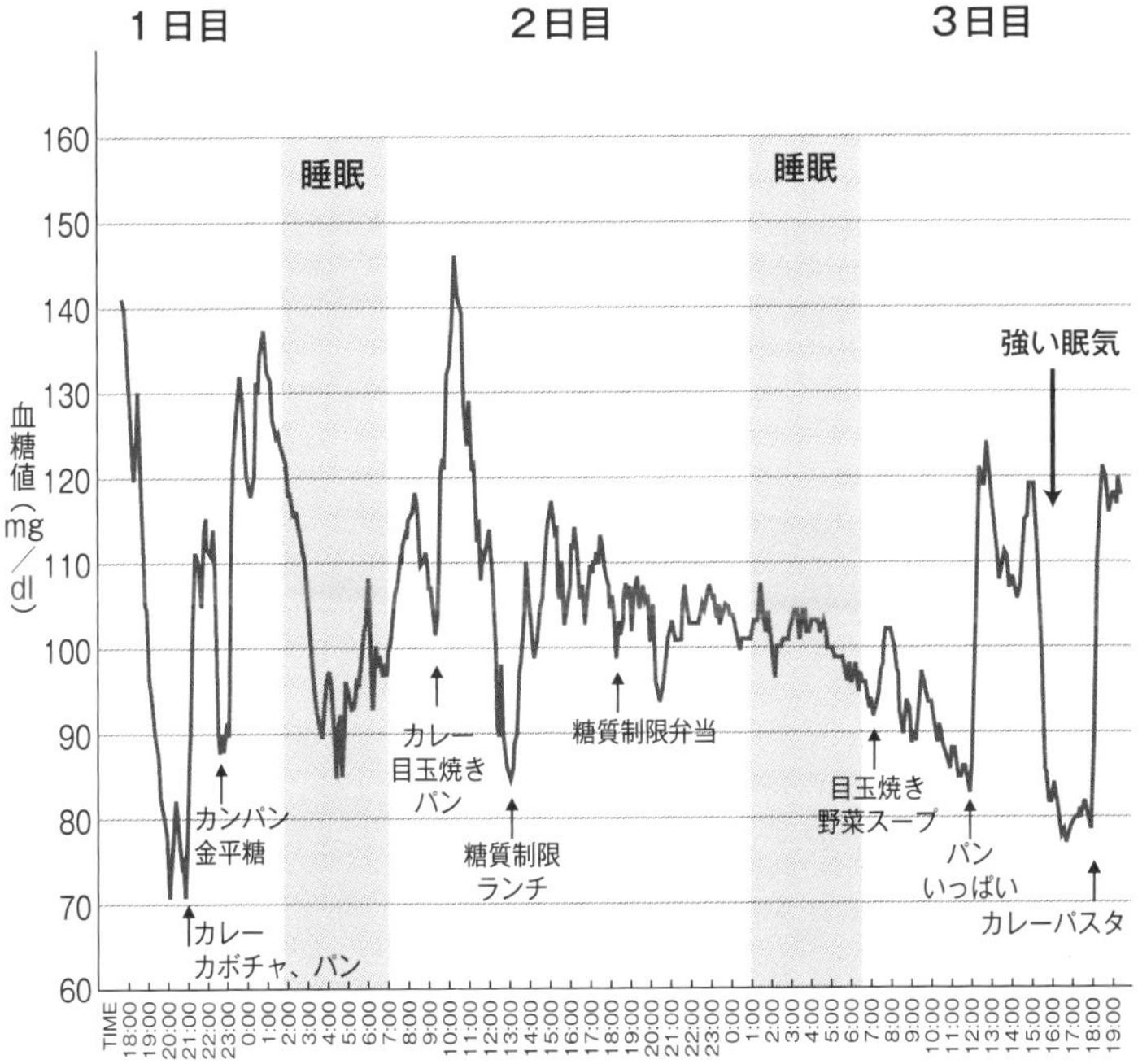

糖質制限歴５年の46歳男性の３日間の血糖値の変化を測定したデータ。
糖質の多いものを摂取した日は、夜間低血糖が起きている。
一方、糖質を制限した日の夜は、血糖値が安定している

③糖質のとりすぎ

血糖値の調節にかかわるホルモン

人間には常に血糖を安定した状態で保とうとする働きがあります。食事をして血糖値が上がると、インスリンというホルモンを分泌して下げます。血糖値が下がると、今度は下がりすぎないように、アドレナリンやコルチゾール、成長ホルモン、グルカゴンといったインスリン拮抗《きっこう》ホルモンを分泌して上げようとします。血糖を下げる働きをするホルモンがインスリン1つだけであるのに対して、血糖を上げる働きをするホルモンはたくさんあるのです。

「インスリンは血糖を下げる働きがある」とお話ししましたが、実はそれはインスリンの二次的な働きに過ぎません。インスリンの本来の働きは、飢餓に備えて糖や脂肪を蓄えることにあります。太古の昔は、脂肪も糖も貴重なエネルギー源でしたから、たまに入ってくるこのエネルギー源をしっかり蓄えておく必要がありました。ところが今の食生活では想定していた以上に糖質が入ってくるようになってしまったため、「血糖値を下げる」ことがおもな働きのようになってしまったのです。

インスリンの本来の働きとは

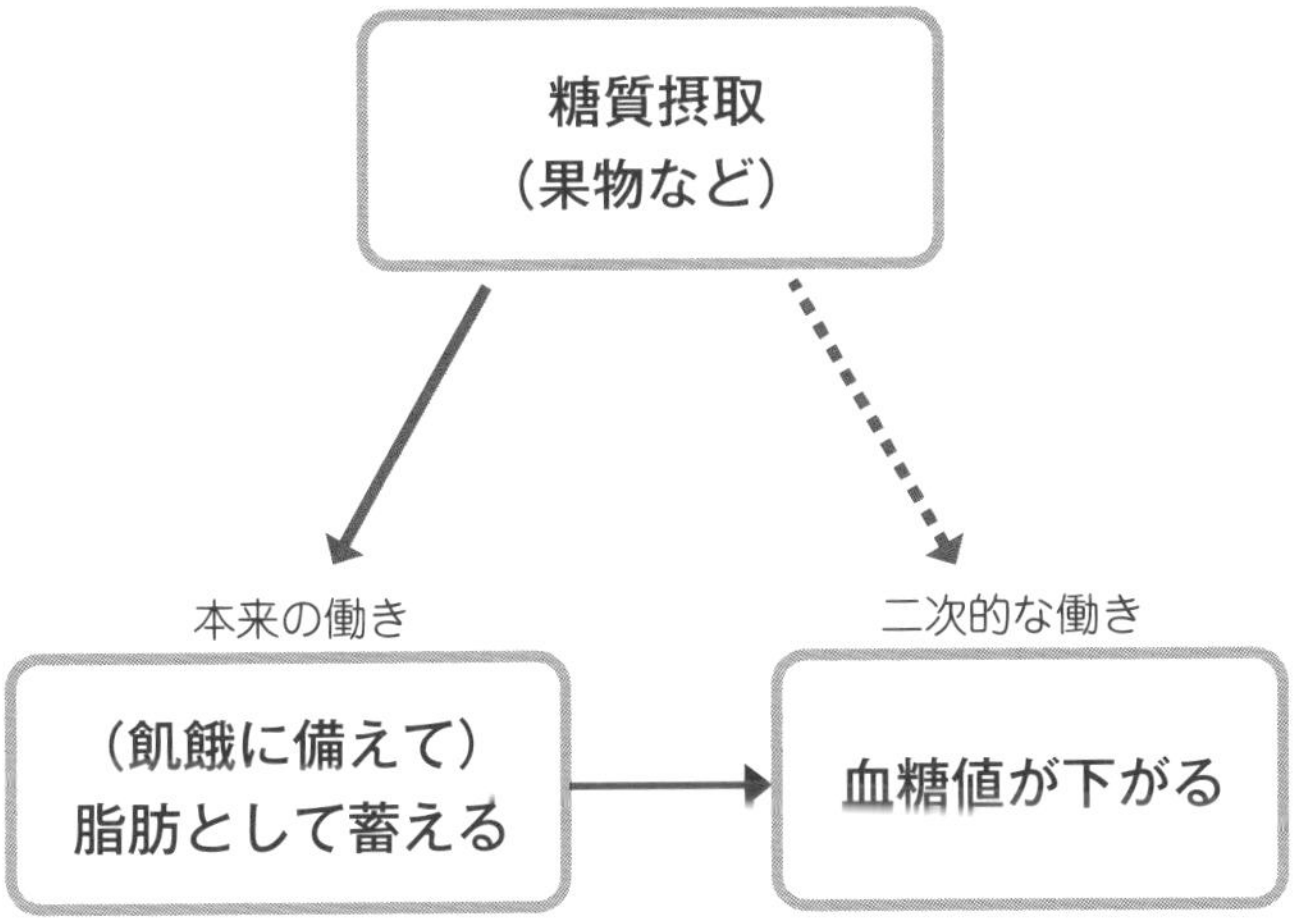

農耕がはじまる前の原始時代は、糖質を摂取することが少なかったため、飢餓に備え脂肪として蓄えられていた。しかし今は糖質中心の食生活となっており、血糖値を下げるという働きがメインとなってしまっている

現代では、インスリンをなるべく使わない生活を送ることが重要

③糖質のとりすぎ

血糖調節異常と関係しているインスリン

すでにお話ししたように、血糖値が急激に上がると、上がった血糖は膵臓《すいぞう》から分泌されるインスリンによって全身の細胞に取り込まれ、エネルギーとして使われます。その結果、血糖値が下がるのです。

すると今度は、血糖値を下げすぎないために、副腎からアドレナリン、ノルアドレナリン、コルチゾールなど多くのホルモンが分泌されます。

しかし、体内に大量のブドウ糖があるとインスリンが過剰に分泌されることになり、膵臓が疲労します。そしてまた、それに対応して血糖を上げるためのホルモンが分泌され、副腎も疲労することになります。

こうして血糖値が乱高下を繰り返す状態が続くと、インスリンが分泌される量が減ってきます。インスリンの分泌量が適切でないと、血糖値の調整機能がガクンと低下します。これが血糖調節異常です。血糖調節異常が起こると、結果的にうつ症状などの精神症状を引き起こすことになるのです。

血糖値の乱れはこうしてつくられる

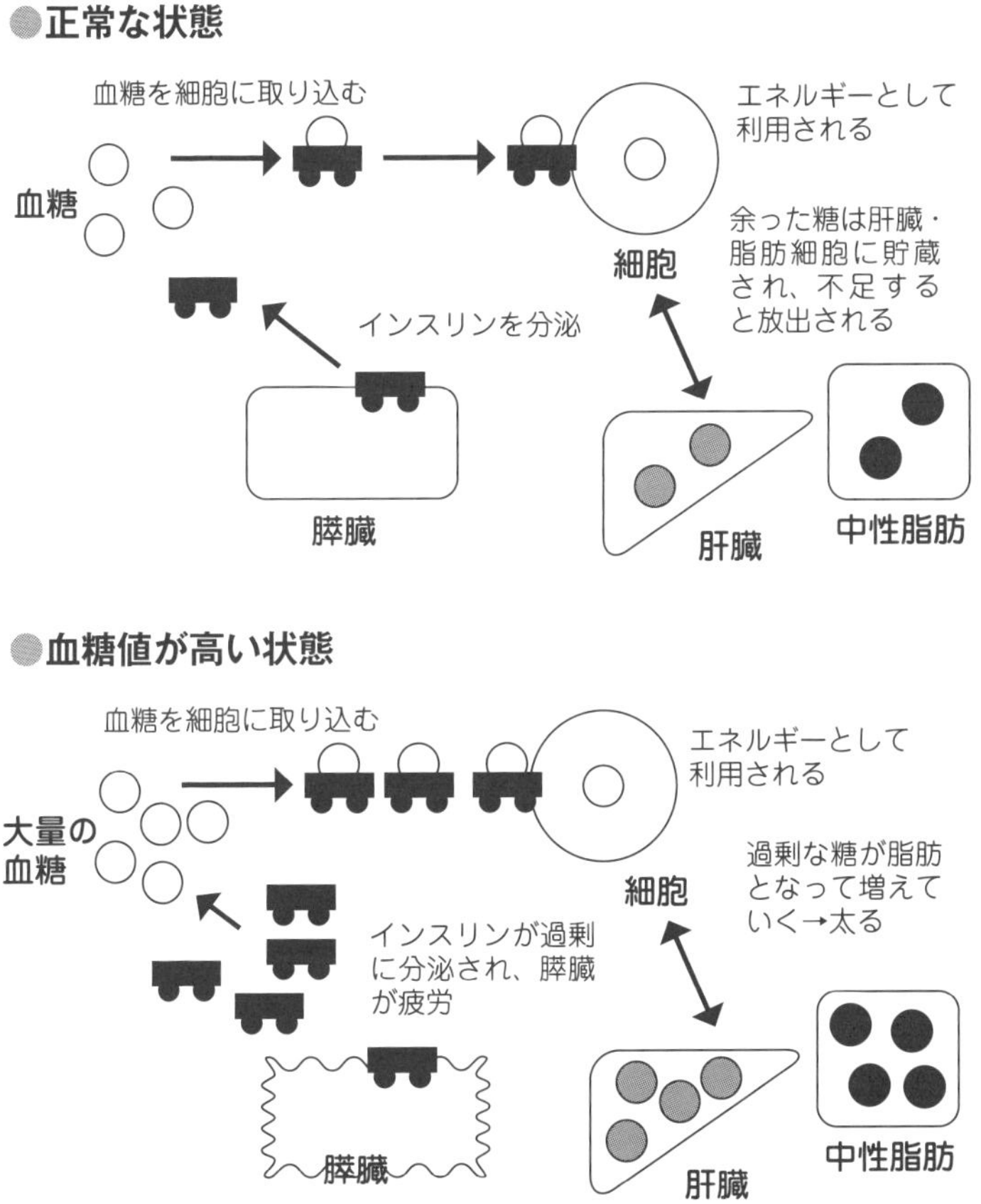

インスリンの過剰分泌が続くと膵臓が疲弊し、血糖調節障害を引き起こす

④脳の慢性炎症

うつと炎症が関係している⁉

最近注目されているのが、炎症とうつの関係です。

糖尿病やメタボリックシンドロームなどで内臓脂肪が蓄積すると、その組織で炎症が進みます。また血糖が高い状態が続くと糖化《とうか》が進み、終末糖化産物（ＡＧＥｓ）が増えて、酸化ストレス、すなわち炎症が進むのです。

血液脳関門には、脳を有害物質の侵入から保護するための関所のような役割があると述べましたが、体に慢性的な炎症があると、血液脳関門を異物が通過しやすくなってしまいます。すると脳でも炎症が起き、脳内にある免疫細胞のミクログリアが悪玉化してしまうのです。これがうつ病などの精神疾患を引き起こすのではないかといわれています。

炎症がうつを引き起こすメカニズムは、まだはっきりとはわかっていませんが、１つ明らかになっているのは、うつ病の患者さんに炎症性サイトカインによる炎症反応が見られることです。なかには、「抗うつ剤」よりも炎症を鎮める「抗炎症剤」のほうが効果がある患者さんもおり、うつと炎症のかかわりを示すものとして注目されています。

慢性的な炎症が「うつ」を引き起こすメカニズム

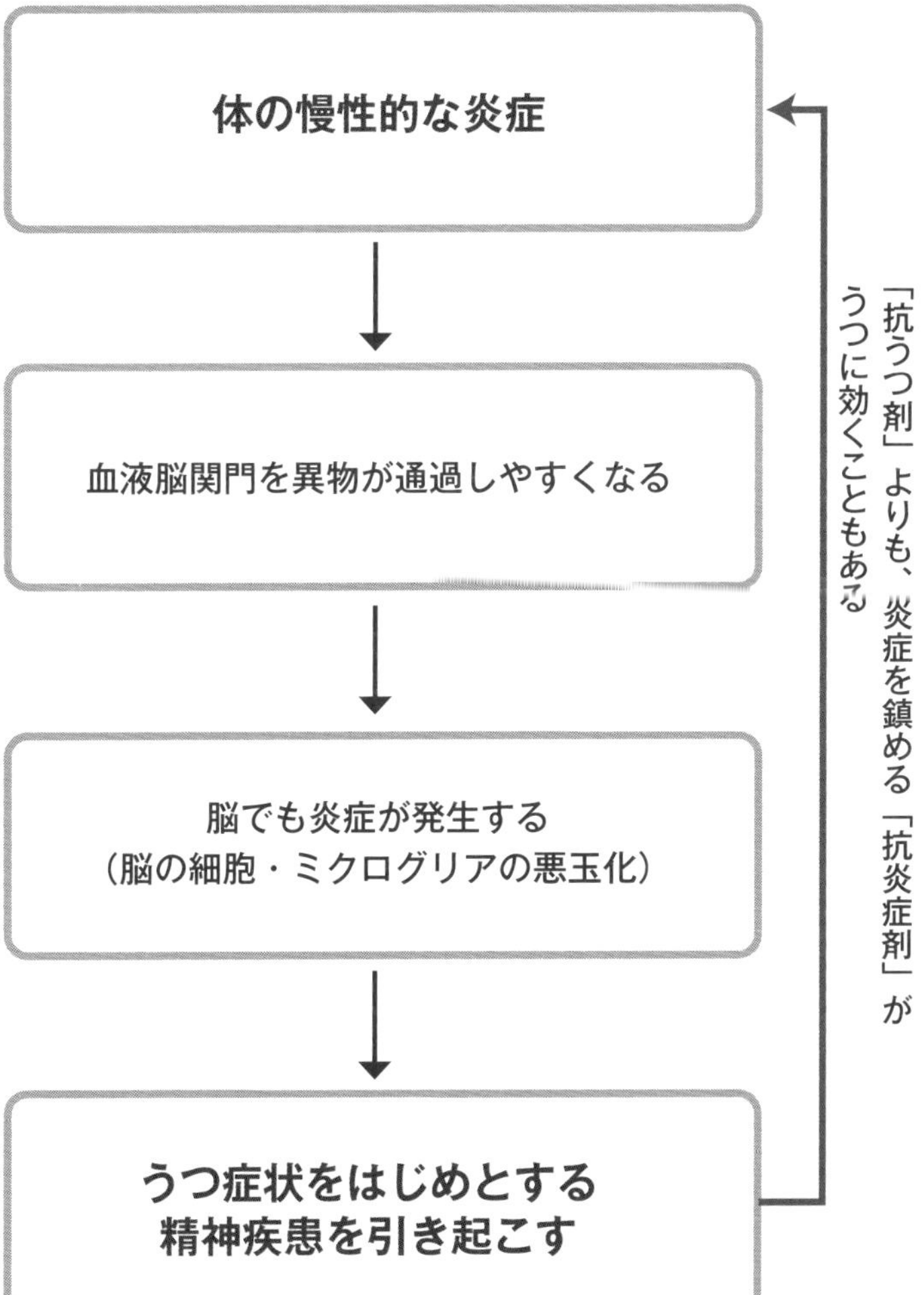
体の慢性的な炎症
血液脳関門を異物が通過しやすくなる
脳でも炎症が発生する
（脳の細胞・ミクログリアの悪玉化）
うつ症状をはじめとする
精神疾患を引き起こす
「抗うつ剤」よりも、炎症を鎮める「抗炎症剤」が
うつに効くこともある

④脳の慢性炎症

どんな油をとるかで脳と体が変わる

うつが炎症とかかわっているとすると、とっておきたいのは抗炎症作用のある栄養素です。それが、それぞれ組成の違う「オメガ3系脂肪酸」「オメガ6系脂肪酸」の2つの脂肪酸です。重要なのは、この2つの脂肪酸の比率。アメリカの栄養医学では、精神障害が見られる際、この2つの脂肪酸のバランスを整えるのは基本となっているほどです。

オメガ3系脂肪酸とオメガ6系脂肪酸由来のジホモ－γ－リノレン酸は炎症を抑えるように働き、オメガ6系脂肪酸の代謝産物であるアラキドン酸は炎症を促進させるという真逆の働きをします。この2つの脂肪酸は人体で合成できないため、食事から摂取する必要があります。そして食事から摂取した比がそのまま体内の脂肪酸の比になってしまうため、意識的にオメガ3系脂肪酸をとり、同時にオメガ6系脂肪酸を避ける必要があります。

現代人の食生活には圧倒的にサラダ油、コーン油などに含まれるオメガ6系脂肪酸が多いのです。一方のオメガ3系脂肪酸は魚油などに含まれているので、アジやサバ、サンマなどの青背魚を積極的にとるようにしましょう。

脂肪酸のバランスが炎症を抑える

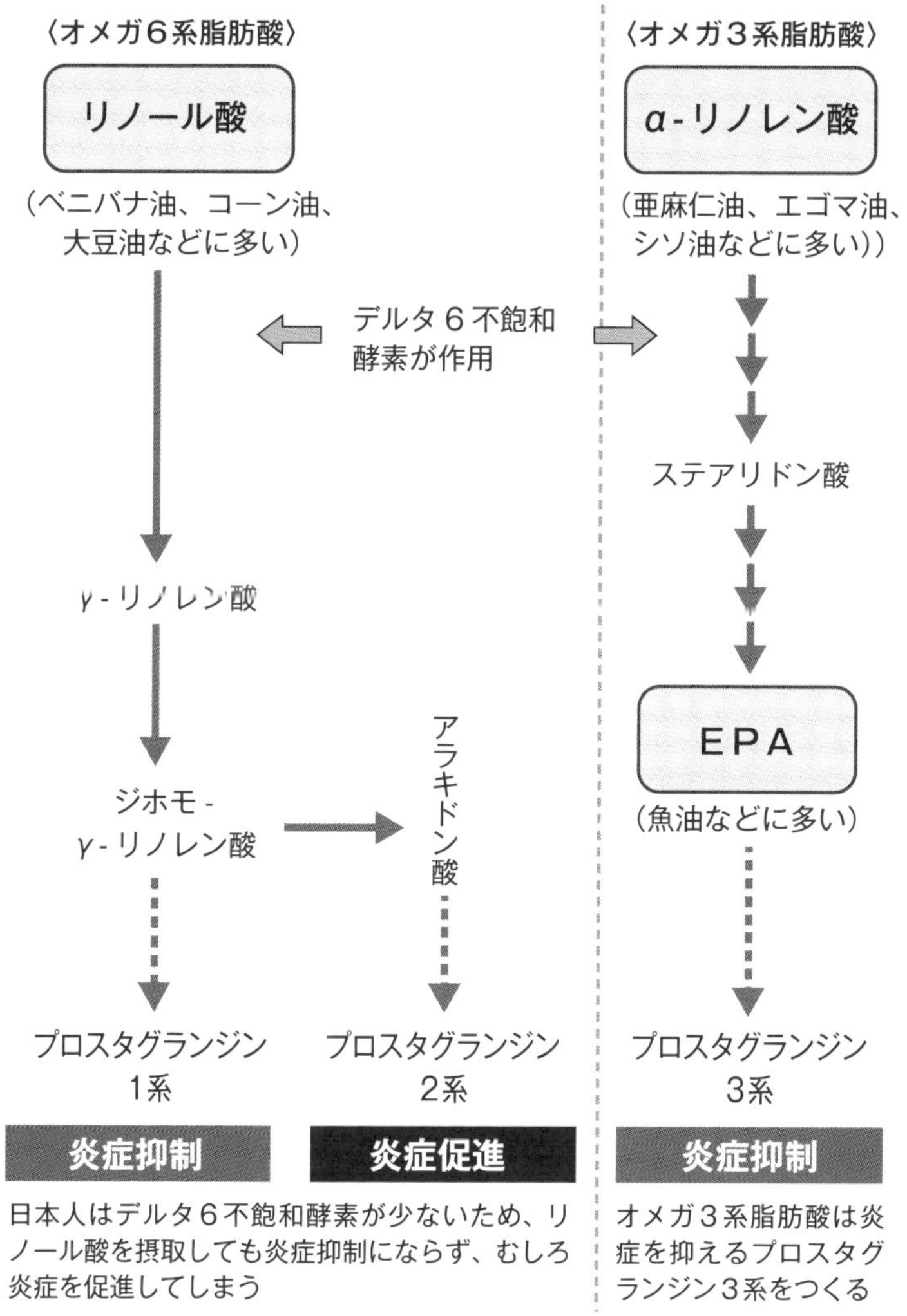
〈オメガ6系脂肪酸〉
リノール酸
（ベニバナ油、コーン油、
大豆油などに多い）
デルタ6不飽和
酵素が作用
γ-リノレン酸
ジホモ-
γ-リノレン酸
アラキドン酸
プロスタグランジン
1系
炎症抑制
プロスタグランジン
2系
炎症促進
日本人はデルタ6不飽和酵素が少ないため、リノール酸を摂取しても炎症抑制にならず、むしろ炎症を促進してしまう
〈オメガ3系脂肪酸〉
α-リノレン酸
（亜麻仁油、エゴマ油、
シソ油などに多い））
ステアリドン酸
EPA
（魚油などに多い）
プロスタグランジン
3系
炎症抑制
オメガ3系脂肪酸は炎症を抑えるプロスタグランジン3系をつくる

⑤ホルモンの影響

うつ症状を引き起こすホルモン系の不調

うつ症状の患者さんに対して、精神症状を引き起こすことがあるホルモン障害のチェックをおこなっている精神科の医師は、ほとんどいないのではないでしょうか。では、どのようなホルモン障害がうつにかかわっているか、説明しましょう。

①副腎機能障害　クッシング症候群は副腎皮質ホルモンであるコルチゾールが過剰に分泌されてしまう病気であり、逆にアジソン病はコルチゾールの分泌が低下してしまう病気です。どちらもうつ症状などを伴う病気として認知されているものです。ところが過度のストレスや低血糖症によっても同じように副腎疲労が起こり、その結果として強い疲労感やうつ症状が生じることはあまり認知されていません。

②更年期障害とＰＭＳ（月経前症候群）　更年期障害の症状の1つにうつ症状があります。更年期になると女性ホルモンのエストロゲンの分泌が急激に減ってきます。エストロゲンは気持ちを安定させる働きもあるため、分泌量が減るとイライラしたり、不安になったり、落ち込むことがあるのです。またＰＭＳは、生理の1～2週間前になると乳房が張

甲状腺機能低下で誤診されやすい疾患

症　　状	誤診される疾患
コレステロールの上昇	高脂血症
肥満	過食→減量
むくみ、息切れ	運動不足
眠気、動作緩慢	脳血管障害
抑うつ状態	うつ病

（日本医師会の文献より）

誤診されることで見当外れの治療になると、症状が改善しない可能性が高い

る、むくむなどの身体症状のほか、イライラする、集中力が落ちる、うつっぽくなるなどの精神症状があります。これもエストロゲンと、黄体ホルモンの1つであるプロゲステロンのバランスが崩れることで起こります。

③甲状腺機能障害　甲状腺機能が低下するとまずうつ症状があらわれるといっても過言ではありません。そのため、安易に「うつ」と診断されてしまうことがあるのです。逆に甲状腺機能が亢進すると、ハイの状態になるため、躁《そう》状態と診断されてしまうこともあります。甲状腺のトラブルは、機能低下と機能亢進を繰り返すことが多いため、精神科では双極性障害の判断が下りてしまうことが少なくありません。

⑤ホルモンの影響

コレステロールは大切なホルモンの原料

私たちの体内で、コレステロールはとても重要な働きをしています。約60兆個もの細胞1つひとつの細胞膜には、コレステロールが組み込まれ、細胞の形を維持しているのです。そして多くの大切なホルモンの原料もコレステロールです。よく、コレステロールが高いことをまるで悪いことのようにいわれますが、それは大きな間違いなのです。

生体内でのコレステロールの合成は、アセチルＣｏＡが原材料となっています。アセチルＣｏＡは糖質、脂質、たんぱく質の3つをもとにつくられています。つまりアセチルＣｏＡは、カロリーが十分に供給されているとき、はじめてコレステロールの材料として使われるのです。

コレステロールを材料につくられるホルモンには、ストレスに対抗したり血糖値の維持に不可欠なコルチゾールのほか、女性ホルモンなどの性ホルモンも含まれます。カロリーを気にした食事を続けたり、コレステロールを悪者にして、コレステロールをカットした食事を続けたりすると、大切なホルモンの材料が不十分になってしまう可能性があります。

コレステロールからつくられるホルモンの関係

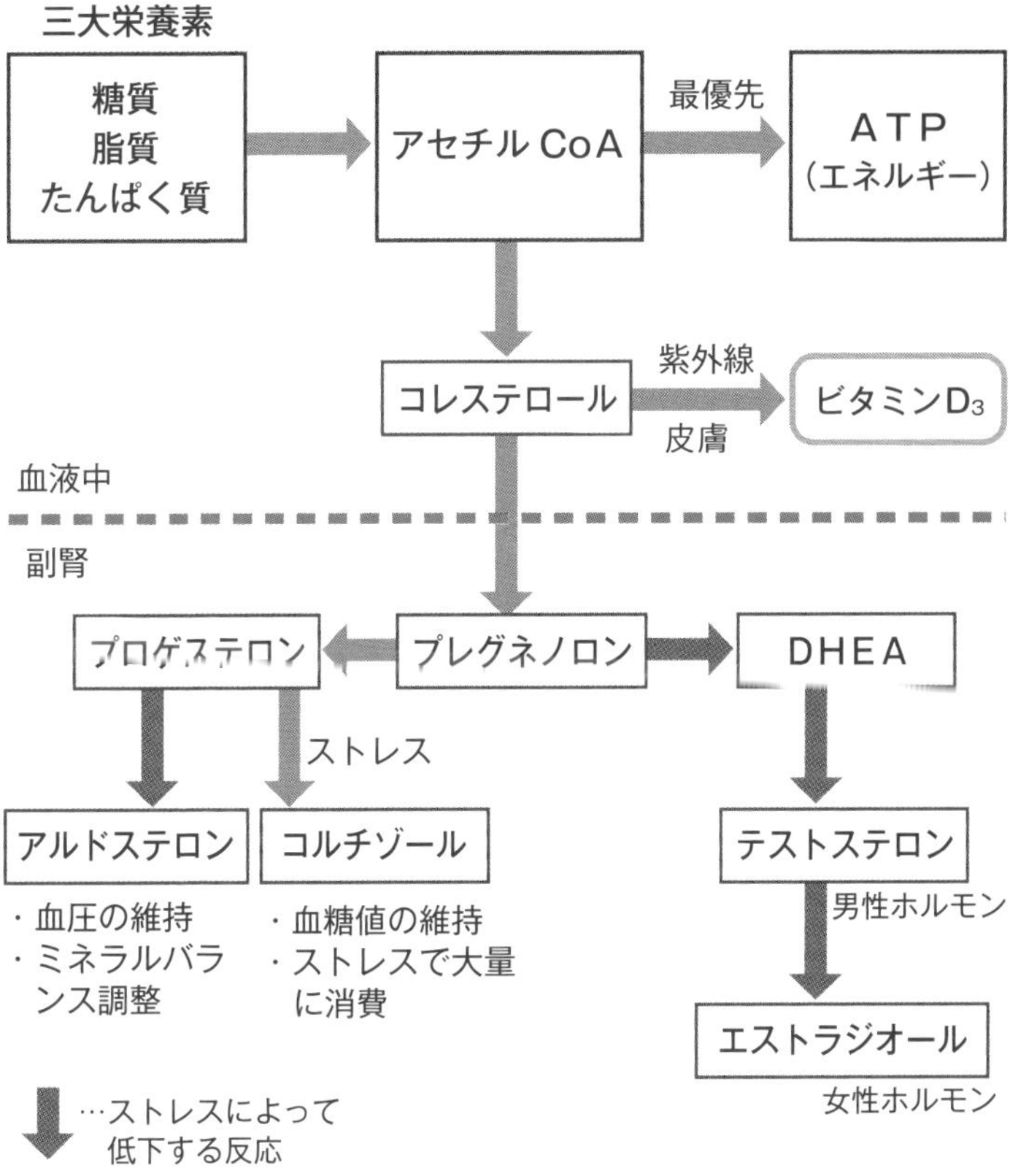

・カロリーが十分なときにコレステロールがつくられる
・コレステロールは多くの重要なホルモンやビタミンD_3の材料になる

ストレスや血糖の乱れでコルチゾールがつくられると、ほかのホルモンのバランスが乱れる

⑤ホルモンの影響

ほかのホルモンの働きを弱めるコルチゾール

コルチゾールはストレスに対抗するために分泌されたり、炎症やアレルギーを抑えたり、血糖値を上げたりするために分泌される、非常に重要なホルモンです。

私たちのストレスとは本来、生存を脅かされるようなものでした。そのため、生命の危機を感じたとき、コルチゾールは何よりも優先して分泌されます。それほどまでに重要なホルモンだからこそ、ストレスのある環境下ではほかのホルモンよりも優先して合成されることになります。

インスリンはコルチゾールによって作用が弱まる代表的なホルモンです。そのため、ストレスによってコルチゾールがたくさん分泌されていると血糖値が上昇します。

そのほか、甲状腺ホルモンと性ホルモンも、コルチゾールによって作用が弱まってしまいます。甲状腺ホルモンの作用が弱まれば、抑うつ傾向に陥りやすくなります。また、性ホルモンの作用が弱まれば、性欲が落ちたり、女性であれば月経のトラブルやＰＭＳ、更年期障害などが起こりやすくなったりします。

ストレスがホルモンの働きを弱める

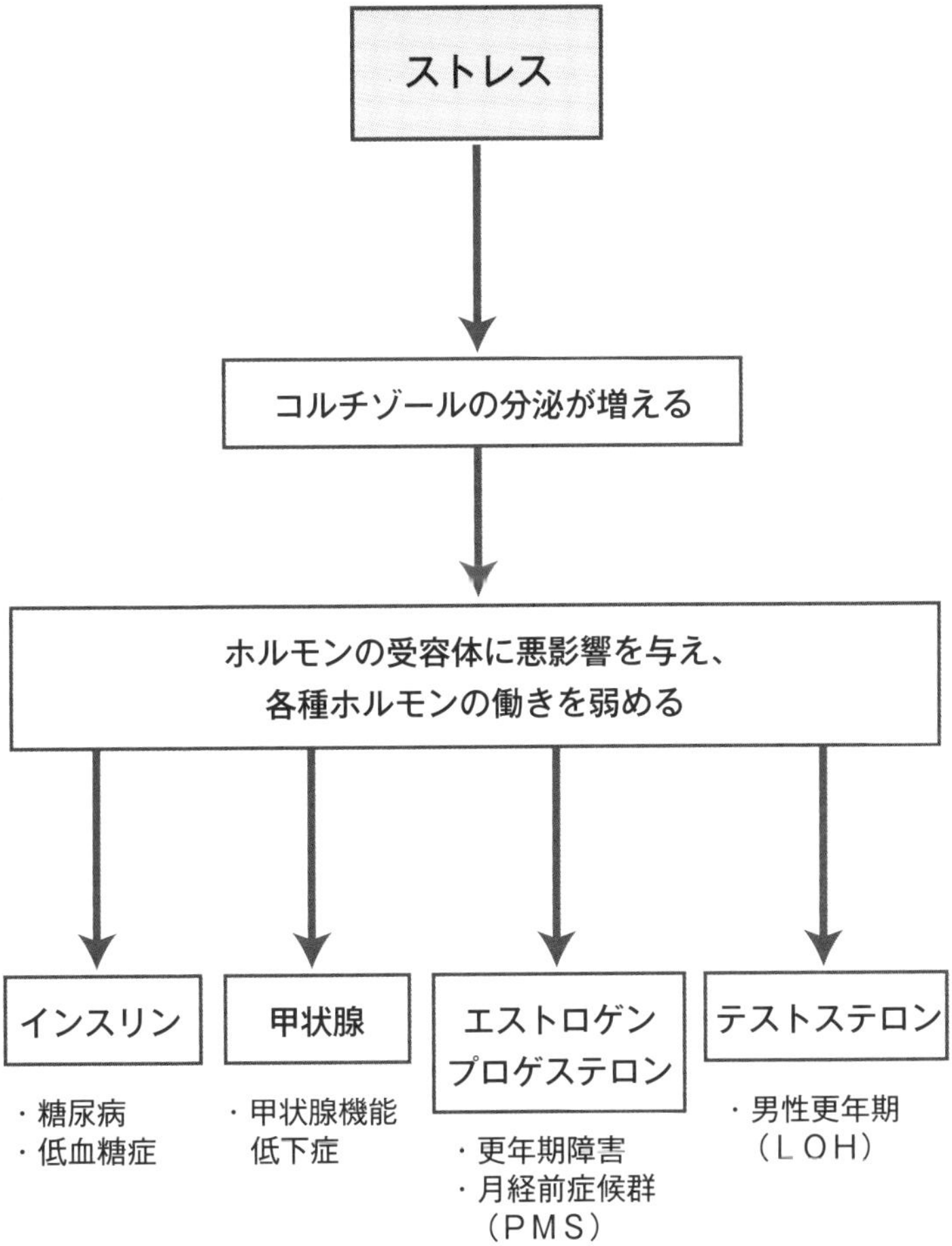

⑤ホルモンの影響

脳に効く⁉ DHEA、ビタミンDの可能性

DHEAは別名「長寿ホルモン」や「若返りホルモン」と呼ばれています。20歳をピークに減少していき、70歳ではピーク時の20％にまで落ちてしまいます。また、ストレスを感じるとコルチゾールにとられて、産生されにくくなります。DHEAの量には個人差があり、更年期になってもDHEAが高い人は、更年期によるうつ症状は出にくいことがわかっています。

最近になって、脳を保護するステロイドとして「ニューロステロイド」という概念が出てきました。DHEAは、このニューロステロイドとして、ストレス反応に対して脳を保護する作用を持っていることがわかってきました。同じく、ビタミンDもニューロステロイドの1つとして機能していることが知られています。

またビタミンDは、腸のタイトジャンクション（腸の粘膜細胞をしっかり結びつけ、異物や毒物を体内に入れないようにする構造）を強化する働きがあります。脳と腸は深く関わっていますから、結果として脳を保護することにつながっているのではないでしょうか。

副腎から分泌されるホルモン

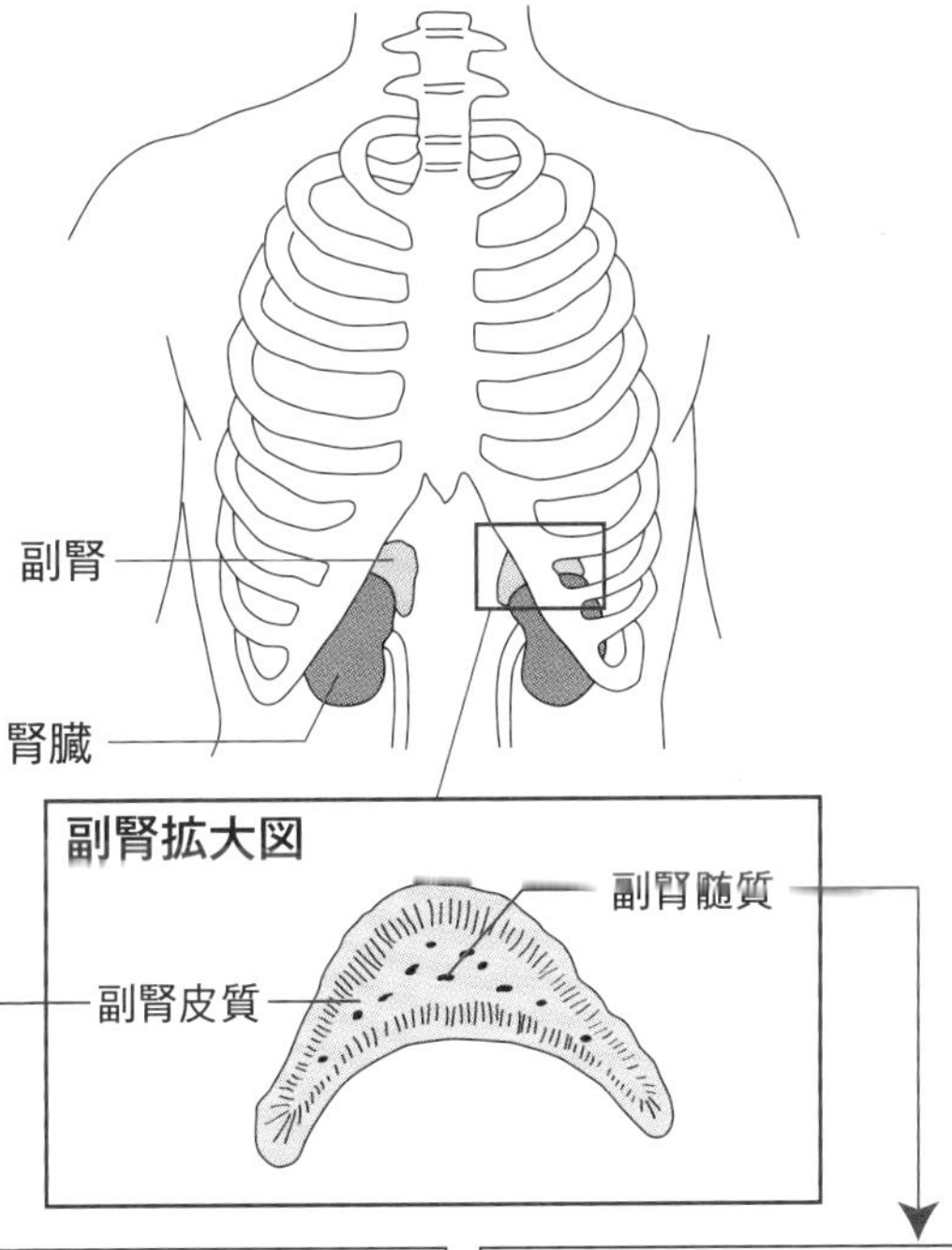

副腎皮質ホルモン
（ステロイドホルモン）を分泌

・グルココルチコイド
（**コルチゾール**など）
・ミネラルコルチコイド
・性ホルモン
（**DHEA** など）

副腎髄質ホルモンを分泌

・アドレナリン
・ノルアドレナリン

副腎皮質ホルモンは、ストレス、血糖、免疫機能のコントロールや、ミネラルバランス、性ホルモンの調節をおこなっている。
副腎髄質ホルモンは、体のストレス反応の調節をおこなっている

コラム Dr.溝口の栄養医学講義

体内でエネルギーがつくられるしくみ

たんぱく質、糖質、脂質は三大栄養素と呼ばれ、私たちの脳と体を動かすエネルギーをつくり出す栄養素です。

エネルギーとは正確には「ＡＴＰ（アデノシン三リン酸）」という物質のことをいい、これがエネルギーの源になっています。体内のすべての細胞はＡＴＰをエネルギー源として使っています。私たちが食事から得るたんぱく質や脂肪、糖が持っているエネルギーが生体内で使われるには、ＡＴＰに変換されなければなりません。

人間の約60兆個もの細胞のなかには、ミトコンドリアというエネルギー代謝をおこなう体内の最小器官があり、ほとんどのＡＴＰはこのミトコンドリアのなかでつくられます。エネルギーが産生されるこの回路のことを、ＴＣＡサイクル（クエン酸回路）といいます。ＴＣＡサイクルは、いわば体のなかの発電所のようなものです。

１４０ページにあるのが、エネルギーがつくられる図です。基本的に、通常時の活動のおもなエネルギー源は脂質です。私たち人間は本来、脂質という効率のいいエネルギーがあれば、十分に活動ができるものです。一方、糖質がどのようなエネルギー源なのかというと、プラスアルファの活動時のエネルギー源です。つまり、非常時のために使われる、補助的なエネルギーなのです。ところが今、糖質をたくさん摂取する食生活になってしまった私たちは、エネルギー源を糖質に依存するようになってしまいました。これは人間の長い歴史から見て非常に不自然なことであり、これこそが現代人の心身の不調を引き起こしているといっても過言ではありません。

たんぱく質は、骨や筋肉、すべての内臓から髪の毛、皮膚、歯、爪など私たちの体を構成している材料です。それに加えてホルモンや酵素、脳の神経伝達物質の材料でもあります。脂質や糖質がエネルギー源としての役割が大きいのに対して、たんぱく質の本来の役割は、体を構成したり機能させる材料の供給であるということを忘れてはいけません。

例えばエネルギーの需要が増えて、食事からのエネルギーでは足りなくなってきたときは、体のたんぱく質をエネルギーとして使いはじめてしまいます。つまり、体を構成する材料を犠牲にすることになります。

人間の体は、本来は代謝しやすい脂質をメインのエネルギーとして使い、非常時に糖質を使い、たんぱく質は体をつくる材料として使われる、という流れが望ましいのです。

三大栄養素からエネルギーがつくられる

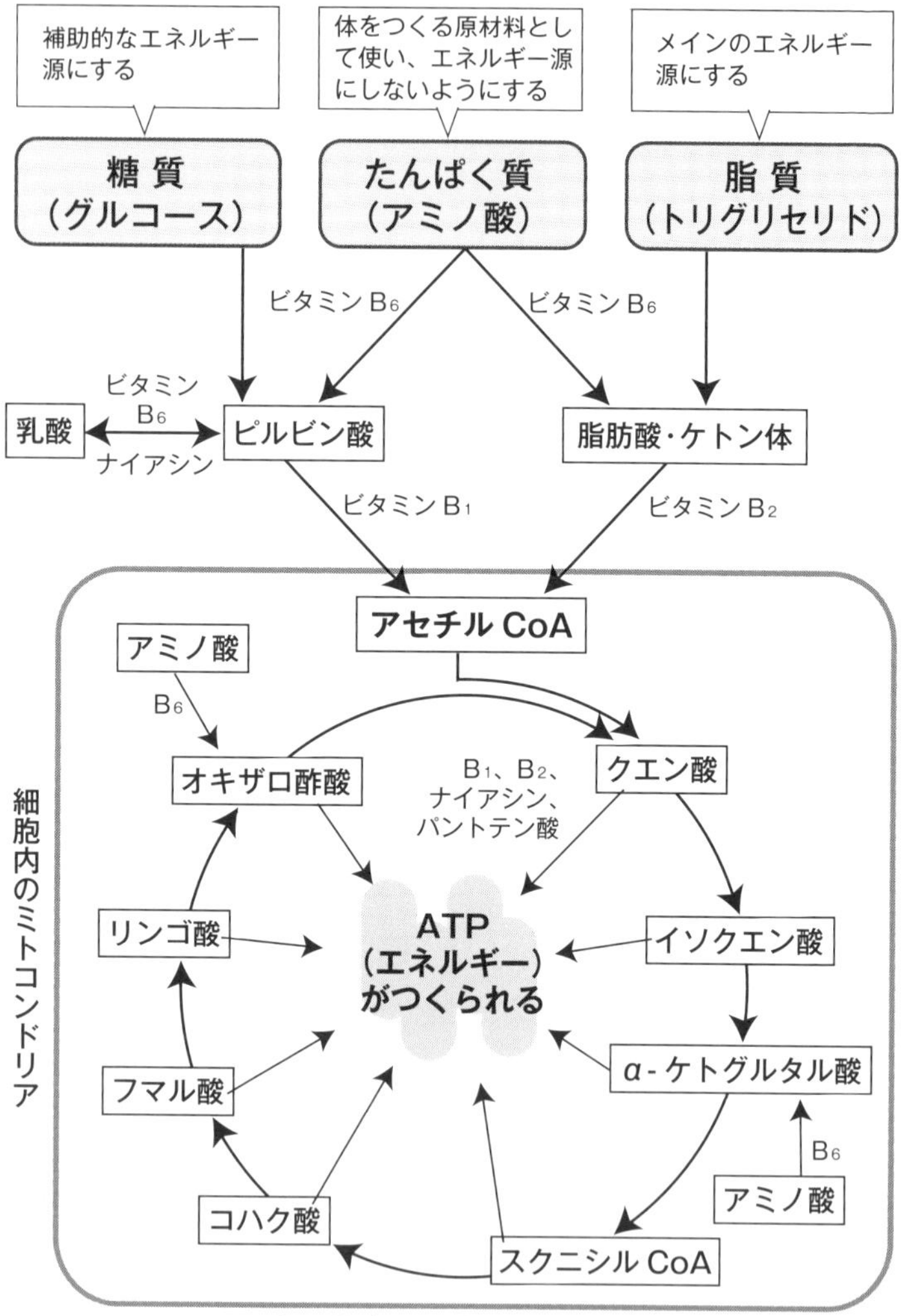

TCA サイクル（クエン酸回路）

第3章

今日から食事を変えよう！
うつがよくなる食べ物、悪くなる食べ物

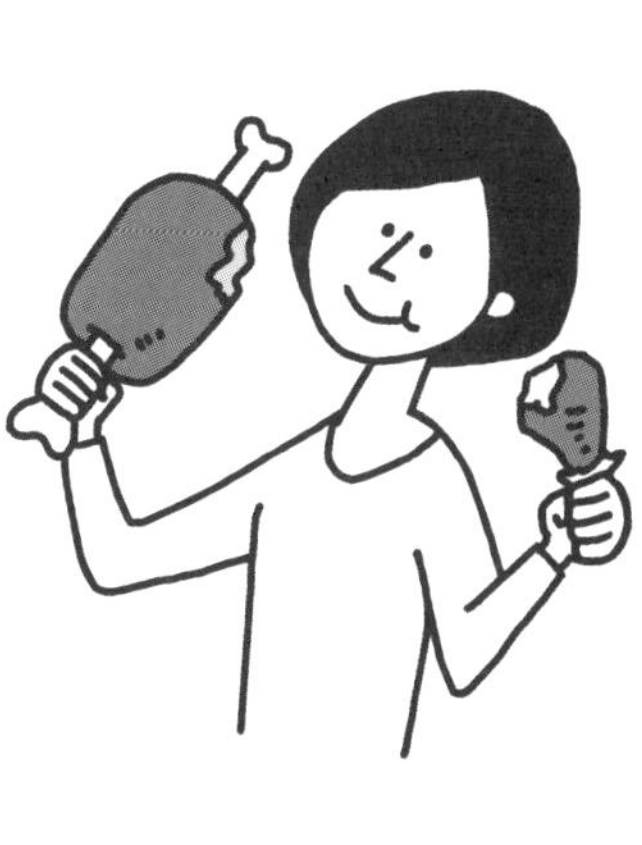

糖質は「ゼロ」ではなくコントロールすればいい

ここまで述べてきたように、うつの改善には糖質コントロールが欠かせません。とはいえ、糖質摂取を限りなくゼロに近づければいいということではありません。単なる糖質制限ではなく、〝血糖を安定させること〟が重要なのです。

つまり、食事をしても血糖値がゆるやかに上がり、ゆるやかに下がるようにするということです。そのためには、糖質を「ゼロ」に近づけるのではなく、適度にとることが必要な人もいるということを知っておきましょう。

例えば1日3食にこだわらず、補食を入れて1日5食など少量ずつこまめにとることで、血糖値が安定しやすくなります。昼食が外食で糖質コントロールが難しい人でも、合間にナッツ類や炒り大豆、ゆで卵、食べる煮干し、焼きのり、枝豆などの間食をとる工夫をして、エネルギーとたんぱく質を補いましょう。また食欲がないときは、おかゆ、うどん、フルーツなどを食べると糖質過多になるので、豆腐や卵、魚の水煮缶などをとるのがおすすめです。自分に合った糖質のとり方を工夫してみてください。

血糖値を安定させる間食のコツ

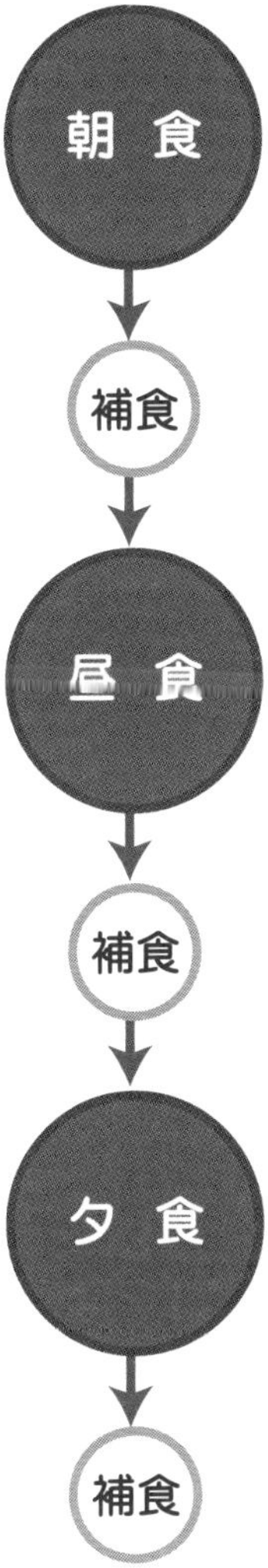

・「1日3食」にこだわらず食事の回数を分ける

・補食におすすめなのは、ナッツ類、炒り大豆、ゆで卵、食べる煮干し、焼きのり、枝豆など（太り気味の場合は、ナッツ類は控えめにする）

[補食とは]
3食では足りないたんぱく質を補い、適量の糖質で血糖値を安定させることが目的

糖質をとらなくても血糖は維持できる

もともと私たちの体には、糖質をとらなくてもいいシステムが備わっています。人間のエネルギー源は通常、脂肪をメインにし、非常時に糖質にするというお話をしました。ところが、負荷が大きくなってくると、エネルギー源を糖に頼る割合が増えてきます。肝臓の機能が正常であれば、本来は肝臓に蓄えられたグリコーゲンが糖を供給してくれるため、数時間はまかなえます。しかし、グリコーゲンはあくまでも非常用の貯蓄。ですから私たちの体には、血糖値を一定に保つために「糖新生《とうしんせい》」というシステムがあります。

糖新生は肝臓でおこなわれ、脂質（脂肪酸）やたんぱく質（糖原性アミノ酸）と乳酸などからブドウ糖を合成し、血糖値を下げないようにしています。つまり、エネルギー源を確保するには、グリコーゲンからの糖の供給と、糖新生による糖の供給という2つの方法があるということです。そのため、食べ物によって糖を送り込まなくても、脳や体のエネルギーが不足することはないのです。なお、糖原性アミノ酸は筋肉に多く存在しているので、筋肉量が多いほうが低血糖になりにくいことがわかっています。

絶食時でもエネルギーがつくられる（糖新生）

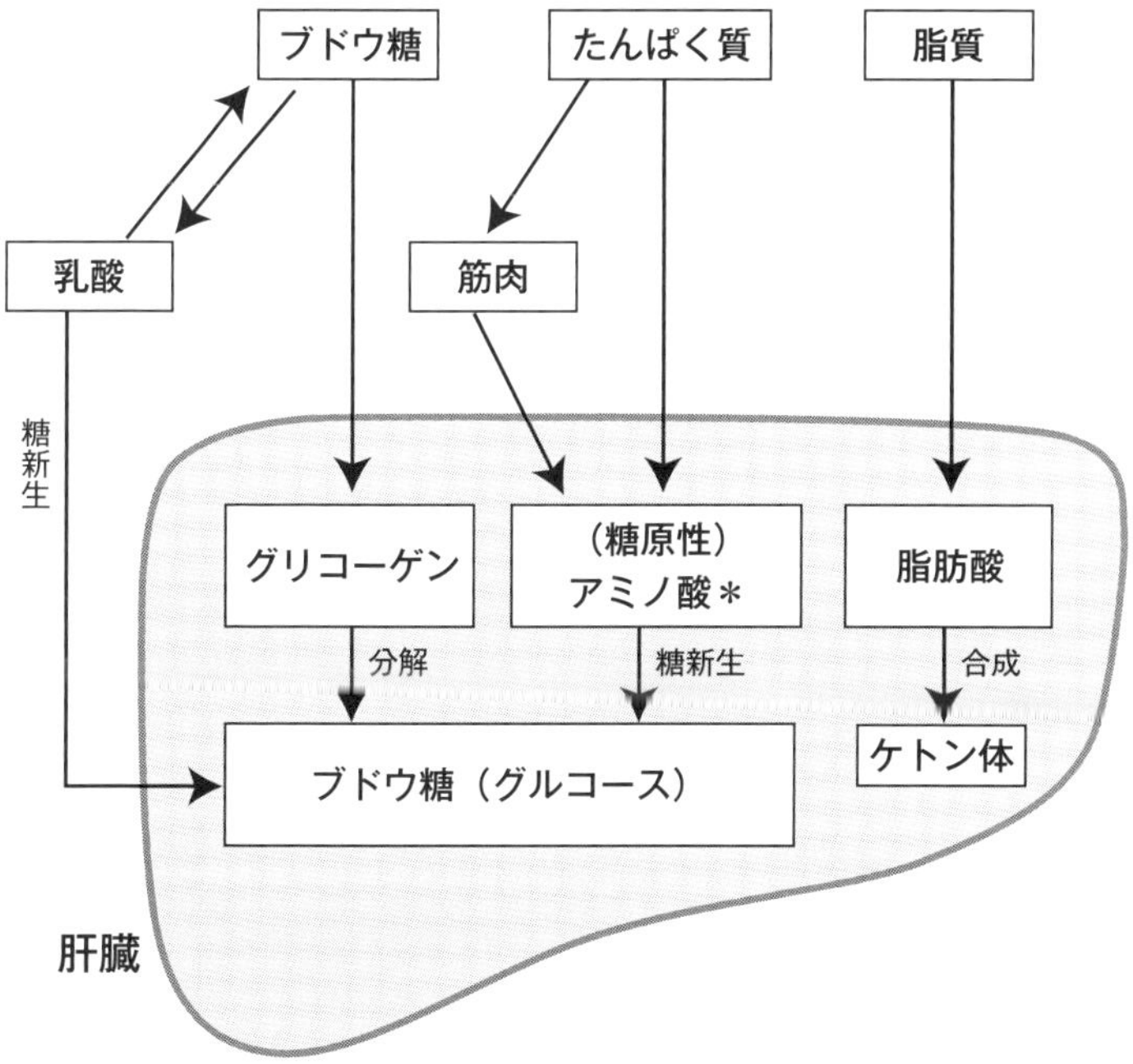

脳、体のエネルギー源になる

＊筋肉の量が多いと糖源性アミノ酸の量が増えるので、低血糖になりにくい

脳のエネルギー源は糖質だけじゃない

人間にとって最も大切な脳には、常に安定したエネルギー供給が必要です。

脳がブドウ糖をエネルギー源にしていることを知っている人は多いでしょう。しかし、脳のエネルギー源はブドウ糖（糖質）だけではありません。脳はブドウ糖のほかにケトン体という脂肪由来のエネルギー源も使うことができます。次ページの表を見ればわかるように、脳のエネルギー源はグルコース（ブドウ糖）とケトン体のみです。

ケトン体は肝臓で合成されますが、肝臓自身はケトン体を利用できず、全身の組織で使われます。そしてケトン体は、血中濃度が高くなると脳のエネルギー源としても利用されます。脳は通常ブドウ糖をエネルギー源としていることはお話ししましたが、飢餓状態にあるときや絶食時、インスリン欠乏による糖尿病などでブドウ糖を利用できないとき、ケトン体が唯一の代替エネルギー源になります。

脂肪酸は脳の関所である血液脳関門を通過できませんが、ケトン体は通過できるようになっています。つまり脳は、ブドウ糖がなくても、エネルギー源を確保できるのです。

体のおもな組織のエネルギー源

組　織	エネルギー源
赤血球	グルコース
脳	**グルコース、ケトン体**
骨格筋	グルコース、遊離脂肪酸、中性脂肪、アミノ酸
心臓	グルコース、遊離脂肪酸、中性脂肪、ケトン体
肝臓	グルコース、遊離脂肪酸、中性脂肪、アミノ酸、グリセロール、アルコール
腸管	グルコース、グルタミン
肝臓	グルコース、遊離脂肪酸、ケトン体、乳酸、グルタミン
脂肪組織	グルコース、中性脂肪

Watford. M. and Goodridge,A. G : Regulation of fuel utilization. Biochemical and Physiological Aspects of Human Nutrition. M.H. Stipanuk,ed. 2000. p384-407

グルコース（ブドウ糖）をエネルギー源にしているのは赤血球のみ。
脳はブドウ糖がなくてもエネルギーを確保できる

「いきなり糖質制限」で体調を崩す人もいる

上手に糖質制限ができるようになると、糖質をエネルギーにする必要がなくなり、脂肪をエネルギーとするように体のしくみが変わっていきます。ブドウ糖でのエネルギーが足りないときに、ケトン体をエネルギーとして利用できる体になるのです。つまり、エネルギー源がブドウ糖からケトン体に上手にスイッチできるようになるということです。

ケトン体を利用できるようになると、脳にも供給されるようになります。そうなれば、たとえ低血糖になっても影響を受けにくくなり、低血糖の症状が出にくくなります。

実際、ケトン体をエネルギーとして利用できる体になるためにできることとして、「糖質制限」があります。糖質制限をしてブドウ糖の供給が減ると、血糖を安定させるために脂肪酸が使われます。この脂肪酸を代謝することでケトン体が生成されるのです。

ただし、低血糖症の人がいきなり糖質制限をすると調子が悪くなる場合があります。いきなり糖質制限をするのではなく、医師の指導のもとで、段階的におこなうようにしましょう。

糖質からケトン体への切り替えがうまくいく人の血糖曲線

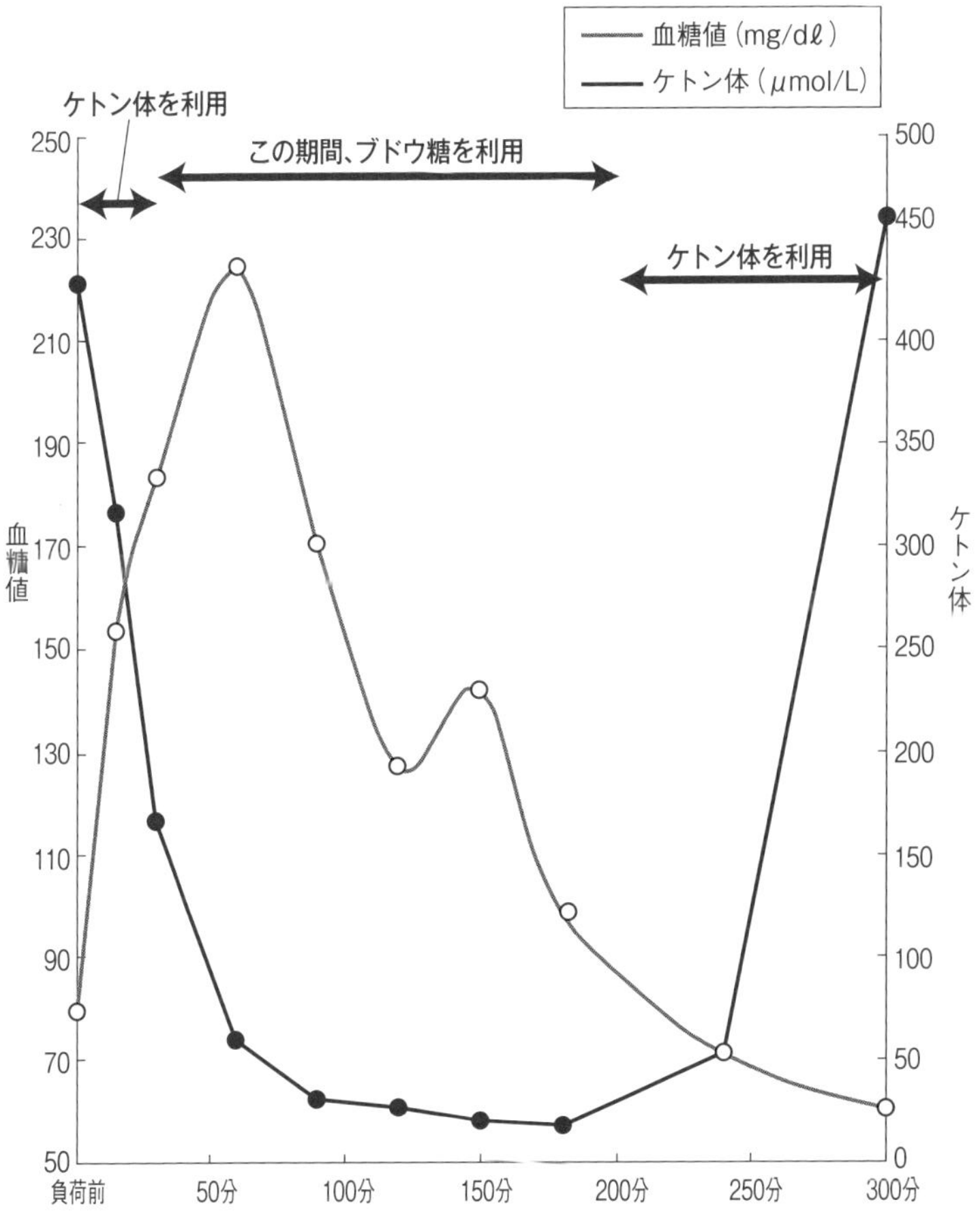

食後は摂取した糖質をエネルギー源にし、空腹時はケトン体を利用できると、脳も体も安定した状態を維持することができる

2週間、小麦・乳製品をやめてみる

第2章でグルテンとカゼインが脳に与える影響についてお話ししました。うつ症状を改善するためには、グルテンとカゼインを避けること、つまり小麦と乳製品をできるだけ避けることが重要です。それが、最近話題になっている「グルテンフリー・カゼインフリー」の食事法です。糖質コントロールと並んで、ぜひ実践していただきたい食べ方です。

具体的に避けるべき食べ物は、次ページにある通りです。ただし乳製品のなかでも、バターは現実的にほとんどカゼインの影響がないと見られているので大丈夫です。

グルテン、カゼインを含む食品を見ると「食べるものがなくなってしまう」と思う人もいるでしょう。でもそれだけ、普段の食事からグルテンとカゼインを摂取していたということになります。まずは2週間だけでいいので、完全除去を実践してみてください。何らかの心身の不調の改善に気づくはずです。実践した人からは、「便秘や下痢をしなくなった」「集中力が出てきた」「頭痛や肩こりが治った」「ぐっすり眠れるようになった」「疲れにくくなった」などの声を聞きます。健康法として、うつ以外の人にもおすすめです。

グルテンを含む食べ物（小麦、大麦、ライ麦など）

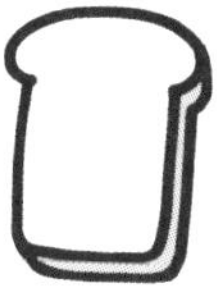

パン

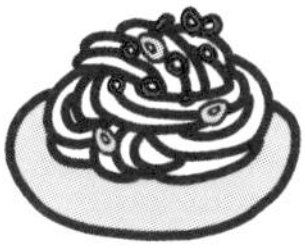

パスタ、マカロニ、
ピザ、ラーメン、
うどん、そうめんなど

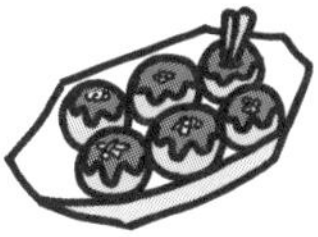

お好み焼き、たこ焼き、
チヂミなど

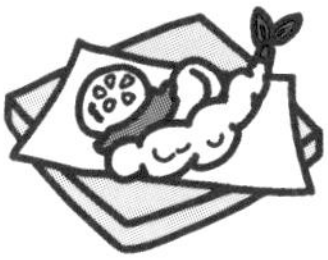

天ぷら、唐揚げ、
とんかつ、コロッケ、
フライなど

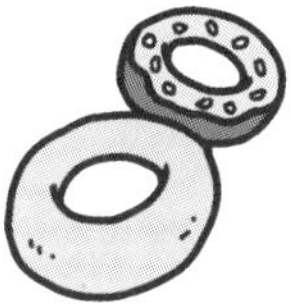

パンケーキ、ドーナツ、
ワッフル、クッキー、
シュークリーム、どら
焼きなど

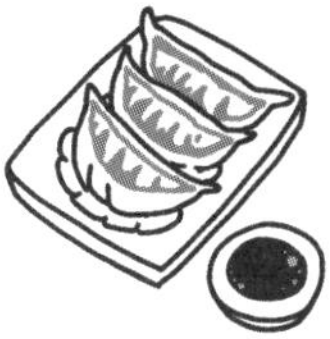

ギョウザ、シュウマイ、
春巻き、中華まんなど

【こんなものにも含まれている】

・ビール、ウイスキー、麦茶などの飲み物
・カレーやシチューなど（ルウに小麦粉が使われているため）
・しょうゆや一部の酢、だし、コンソメなどの調味料（食品表示を確認する）

カゼインを含む食べ物（さまざまな乳製品）

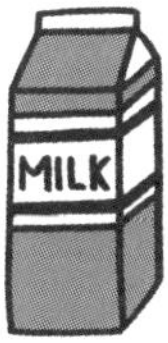

牛乳

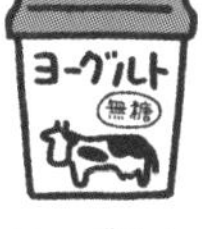

ヨーグルト

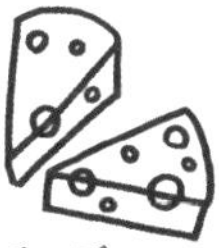

チーズ

【こんなものにも含まれている】

・生クリームを使ったお菓子やアイスクリーム
・飲み物に牛乳を入れた、カフェオレやミルクティー

血糖値は「食べ方」でコントロールできる

ごはんやパンやめん類など、いわゆる主食となるものの多くは糖質です。これらの食品は、吸収のスピードが速く、血糖値を急激に上げやすいのです。

そのため糖質はできるだけ避けたほうがいいのですが、「主食を抜くなんてムリ！」という人もいるでしょう。その場合、同じ糖質でもできるだけ精製されていない低糖質のものを食べるようにしましょう。例えば、白米は玄米の形で、パンは全粒粉でつくられたものを食べるようにします。それだけで糖質の吸収スピードはグッとゆるやかになります。

また、ごはんやパンに手をつける前に、野菜やたんぱく質をとると、血糖値が急に上がるのを抑えてくれます。パンを食べる前にゆで卵をとる、ごはんを食べる前に納豆を食べるなど工夫してみるといいでしょう。また、どうしてもスイーツが止められないという人は、食事のあとに少しだけ食べるようにしましょう。

血糖値が一番下がるのは糖質を食べた3～4時間後です。その後、通常では血糖値は若干上昇し一定を保ちます。そのため低血糖による症状は午後3～4時頃に多いのです。起

食材によって血糖値はこんなに変わる

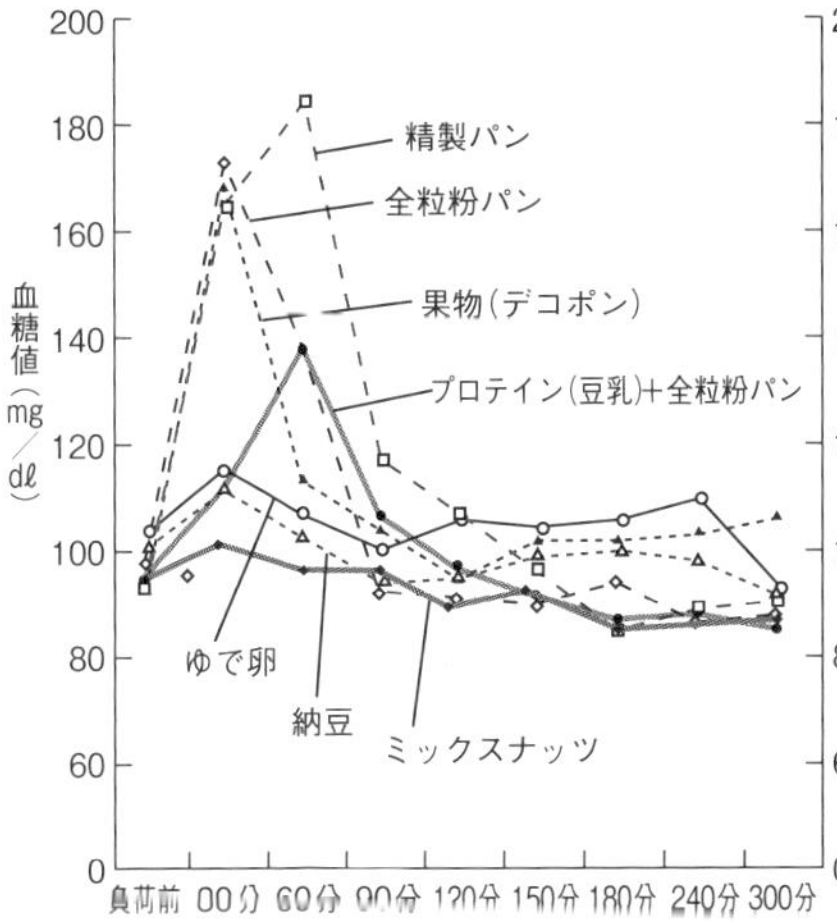

同一人物が、12時間の絶食後、

- ・精製パン、果物、全粒粉パン（糖質）
- ・プロテインを豆乳で割ったもの（たんぱく質）のあとに全粒粉パン（糖質）
- ・ゆで卵、納豆（たんぱく質）
- ・ミックスナッツ（たんぱく質・脂質）

を食べたあとの血糖値を、5時間にわたってそれぞれ測定したもの

床時は前日の夕食から時間が経過しており、血糖値は体でつくられる糖（糖新生）によって維持されています。脂質が利用できない場合、朝食をとらずに活動すると、糖新生が間に合わず低血糖が起きることがあります。朝食は、脂質やたんぱく質とともに適量の糖質をとることで、パフォーマンスを上げられます。

なお、エネルギー源を糖質に依存してしまっている低血糖症の人の場合には、2〜3時間ごとに少量の糖質を摂取しなくては心身の活動が維持できないこともあります。

自律神経を安定化させ一定のパフォーマンスを発揮するためには、血糖値の安定化が重要です。食材を選び、食べる順番も工夫することで血糖値を安定させましょう。

食べる「順番」にもひと工夫を

血糖値をできるだけ上げないためには、「食べる順番」を変えるのも効果的です。巷《ちまた》では先に野菜を食べる「ベジファースト」が知られています。これは食事のはじめに食物繊維である野菜をしっかり食べることで食べすぎを防ぐことができ、さらに糖質による血糖値の上昇が抑えられるため、ダイエットにもつながります。

ところが強い疲労感や抑うつ感を伴っている場合は食欲がないことが多く、さらに食事の準備にも十分に手間や時間をかけることができないことが多くあります。

そんなときおすすめなのが「肉ファースト」の食べ方です。肉ファーストとは、食事のはじめに十分にたんぱく質と脂質を食べること。野菜でお腹がいっぱいになってしまい、必要なたんぱく質量がとれなくなるのを防ぐことができます。またたんぱく質や脂質の摂取後は、糖質摂取による血糖値の上昇が抑えられるというメリットもあります。

たんぱく質は、塩味の焼き鳥でもＯＫ。寒い季節なら肉や魚の鍋料理もいいでしょう。血糖値を安定させながら、脳にとって大切なたんぱく質をしっかりととることができます。

食べる順番にもコツがある

●ハンバーグ定食の場合

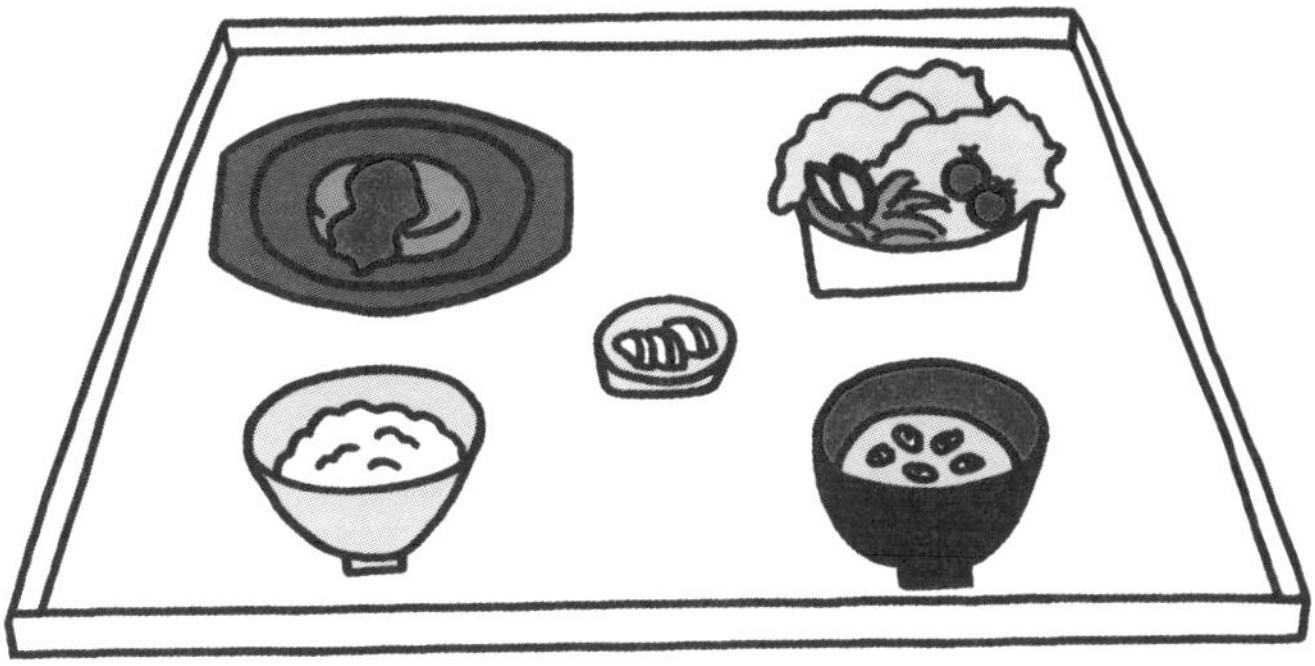

①ハンバーグ（たんぱく質）

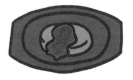

②サラダ、お新香（食物繊維）

③みそ汁（汁物）

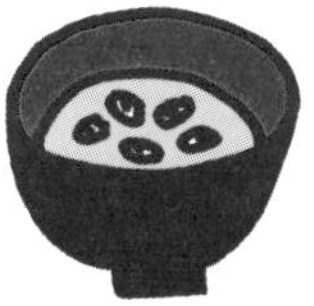

④ごはん（糖質）

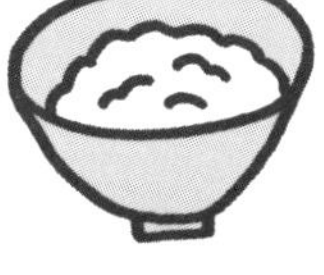

・おかず→食物繊維→ごはんの順に食べることで、血糖値の急上昇を防ぐ
・糖質はできるだけ少量にする（食べなくてもよい）

実は体によくない!? 野菜ジュース

果物、特に甘い果物にはフルクトースという果糖が多く含まれるほか、ブドウ糖やショ糖などの糖質が多く含まれています。果物の糖質は食品表示などでは見えてこない〝隠された糖〟ですから、注意が必要です。果物を食べるなら、基本は「ミカンより甘い物はNG」「ほんの少量を食後に」を心がけましょう。

同様に、野菜や果物のジュースも注意が必要です。

「果汁100%」という表示につられて、果物ジュースを手にとる、といったこともあるでしょう。ほかの清涼飲料水に比べてヘルシーなイメージもあり、野菜も果物もとれるということで、好んで飲んでいる人もいるかもしれません。

でも、実はこれもNG。ジュースにしたからといってフルクトースやブドウ糖、ショ糖などの危険がなくなるわけではありません。かえって〝手軽〟に飲めてしまうことで糖分の過剰摂取につながってしまいます。むしろ果物が液体状になったジュースは、それだけ素早く、簡単に吸収されるため、急激に血糖値を上げてしまう危険性があります。

野菜ジュース・果物ジュースにご用心

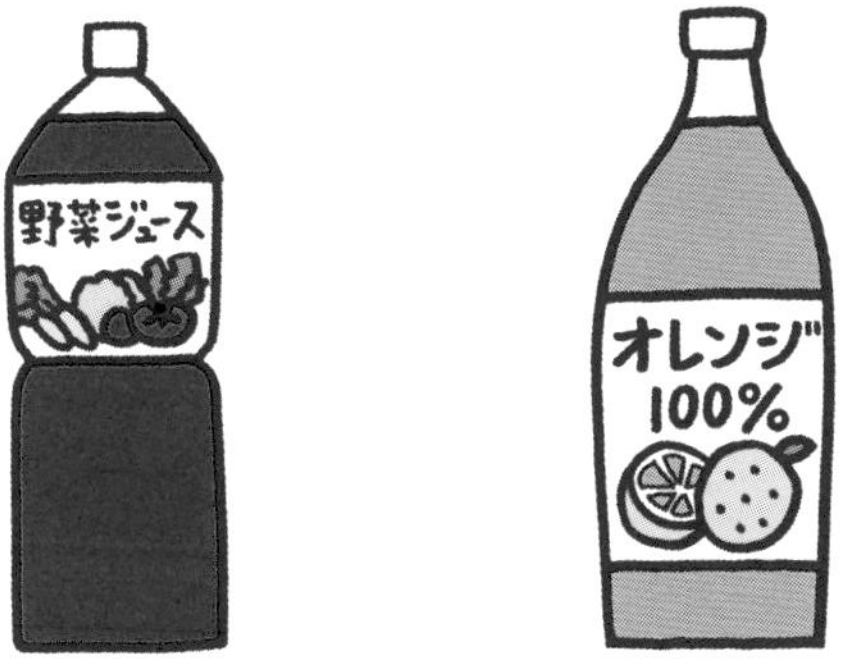

・野菜・果物に含まれる糖質が血糖値を上げてしまう
・直接食べるときに含まれている食物繊維が減っているため、吸収が速すぎるのも問題

「果物ジュースはわかるけど、野菜ジュースなら、大丈夫なのでは？」

そんな声が聞こえてきそうですが、残念ながら、あまり違いはありません。

たとえ砂糖が添加されていなくても、果糖が含まれている点では、果汁ジュースと同様なのです。ヘルシー志向の人に多く飲まれているスムージーも同様です。果物をミキサーにかけている分、吸収をよくしてしまいます。

どうしてもスムージーや、野菜などをジュースにしてとりたいときは少量にし、つくり置きせず、飲む直前に新鮮な野菜をジューサーにかけ、ゆっくり噛むようにしてとってください。

たんぱく質の「ローテーション食」のすすめ

たんぱく質の重要性と、毎日とる必要があることを説明してきましたが、ここで1つ注意点があります。それは毎日同じ種類のたんぱく質をとらないことです。

すでにお話ししたように、アレルギーには「ＩｇＥ」「ＩｇＧ」「ＩｇＡ」の3つのタイプがありますが、なかでも「ＩｇＧ」タイプのアレルギーはたんぱく質が原因となることが多いということがわかっています。

毎日同じ種類のたんぱく質をとらないようにしてほしい理由は、ここにあります。アレルギーを防ぐ最大のポイントといっていいでしょう。

毎日違うたんぱく質をとるのは難しいと思われるかもしれませんが、ローテーションを組んで食べることを意識してみてください。

例えば、肉を食べるなら、日によって鶏肉、豚肉、牛肉といった具合に変えていく。魚を食べるときも同様に、今日はサバ、明日はサケ……といったように種類を変えるようにしましょう。

たんぱく質の種類は“日替り”にする

●日によってたんぱく源の種類を変える

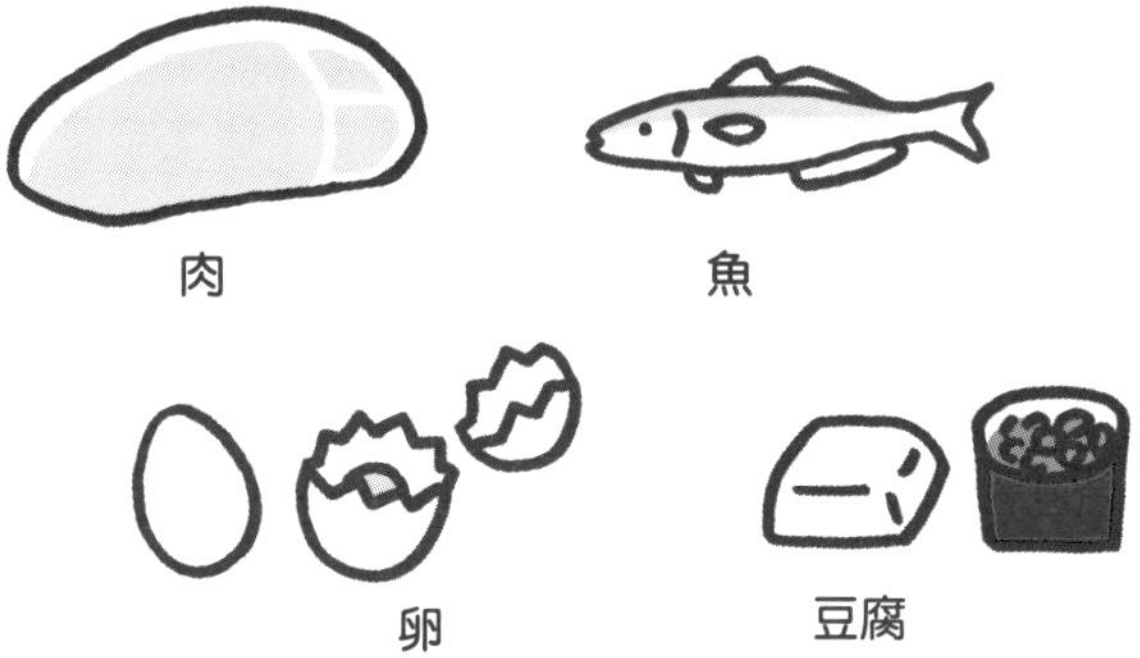

●日によって肉や魚の種類を変える

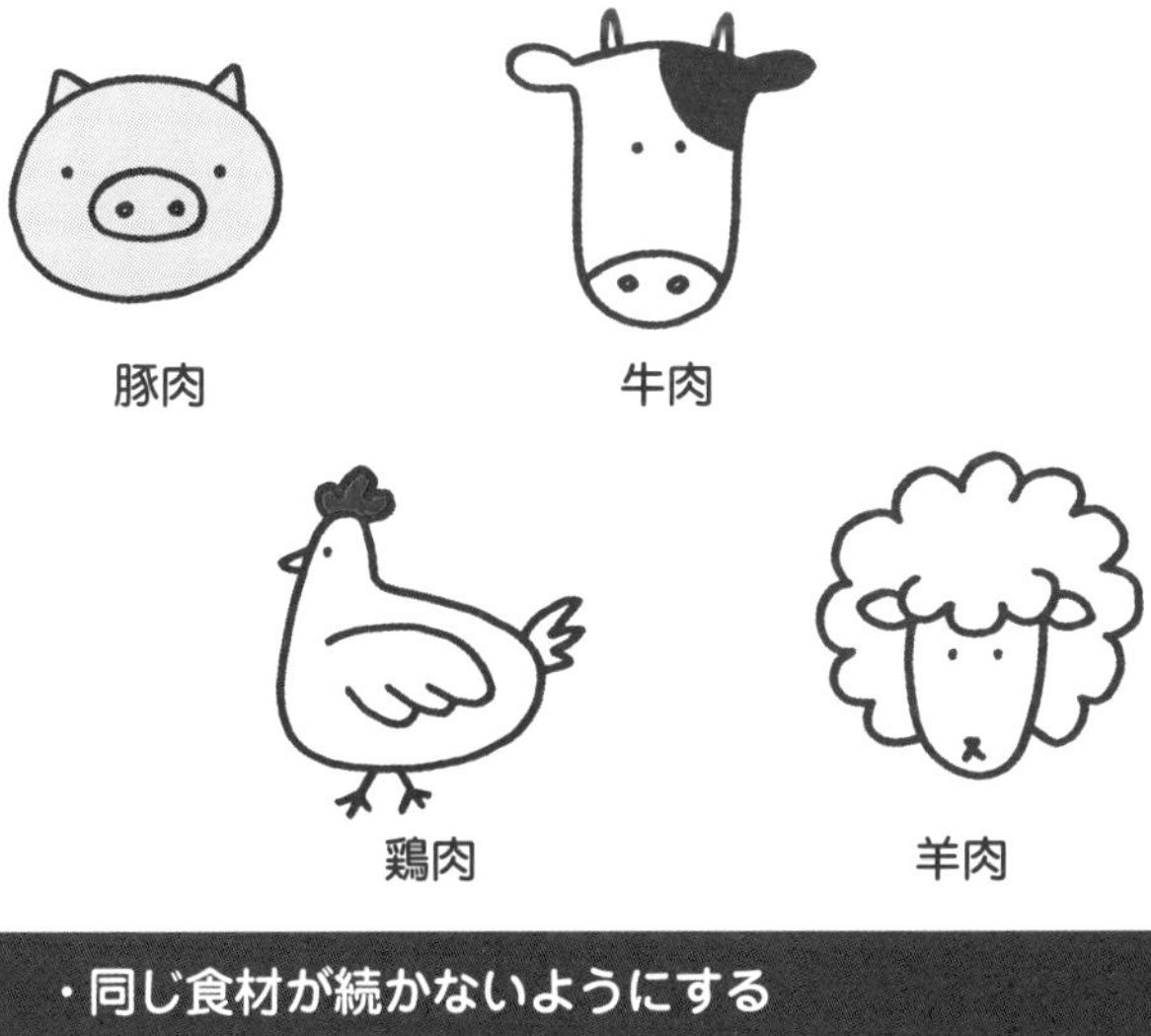

・同じ食材が続かないようにする
・最低でも２日おきになるように間隔をあける

おすすめの「腸活」食品

腸にいい食べ物を食べて腸内環境を整えることも、重要なポイントです。

「腸内環境を整える」とお話しすると、「毎日健康のためにヨーグルトを食べています」という人が必ずいます。

確かにヨーグルトなどの乳製品にも腸内環境を整えるといわれる乳酸菌やビフィズス菌は含まれていますが、ヨーグルトは乳製品です。そう、カゼインを含むため、食べても効果がないばかりか、逆効果になることさえあるのです。

私がおすすめしているのは、発酵食品です。発酵食品とは、食品を微生物などの作用で発酵させて加工した食品です。発酵食品にも、乳酸菌をはじめとした善玉菌が豊富に含まれており、さらに食物繊維も豊富にとれます。

具体的には、納豆やキムチ、漬物、味噌などがあります。日本人が昔から食べている食品が多いことに気がつくでしょう。日本人には、日本人の腸内細菌にふさわしい食品をとることが効果的なのです。

腸にいい食べ物をとる

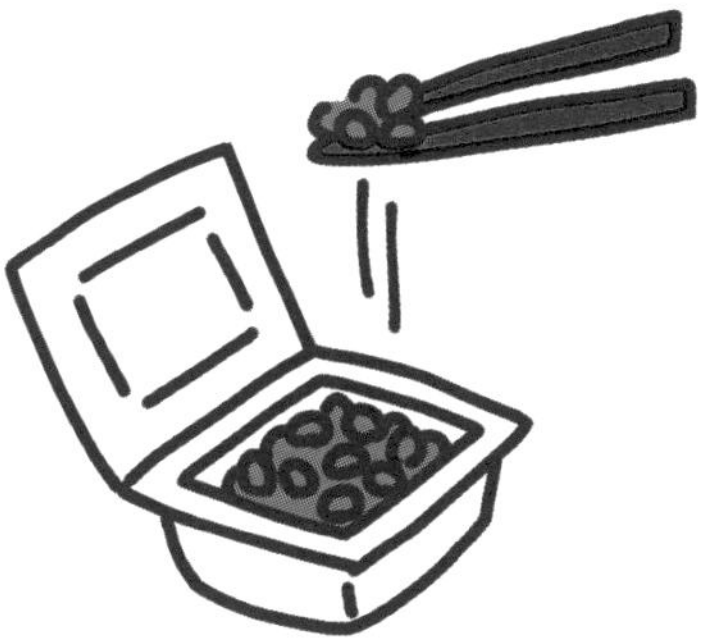

納豆

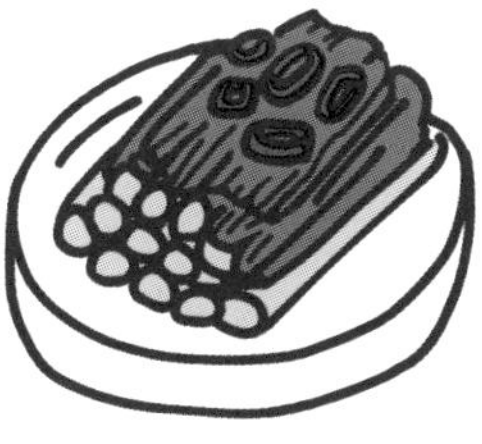

漬物（特に野沢菜、すぐきなどがおすすめ）

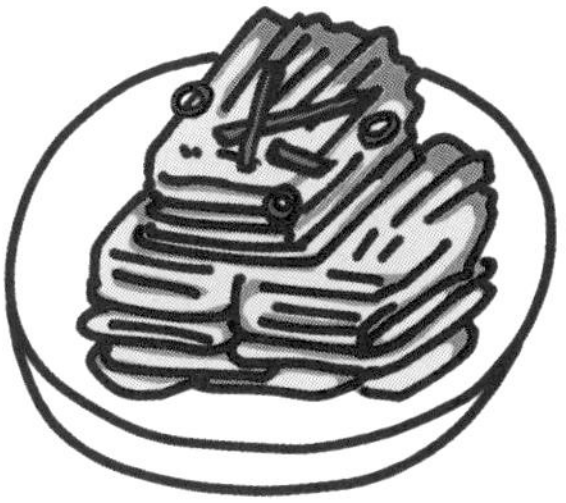

キムチ

・発酵食品に含まれる乳酸菌をとることで、腸内環境改善に役立つ

・乳製品にも乳酸菌やビフィズス菌が含まれているが、カゼインを含むため避ける

脳にいい油は積極的にとろう

糖質をコントロールし、脳に安定したエネルギーを供給するためにも、ぜひ脳にいい油をうまく取り入れるようにしましょう。

第2章でも触れたように、脳と腸にいいのが、抗炎症作用のあるオメガ3系脂肪酸の油です。オメガ3系脂肪酸の代表にはＥＰＡとＤＨＡがありますが、それぞれ特徴があります。脳に直接作用し、脳の機能を上げてくれるのはＤＨＡですが、炎症を抑えるという意味ではＥＰＡとＤＨＡを両方とるようにするといいでしょう。なお、オメガ3系脂肪酸は魚油以外にも亜麻仁油、エゴマ油などにも含まれています。

またココナッツオイルやＭＣＴオイルといった中鎖脂肪酸《ちゅうさしぼうさん》も、比較的負担なく摂取できる油です。コーヒーなどに小さじ1杯程度を入れて飲むのもおすすめです。

中鎖脂肪酸は肝臓ですばやく代謝され、短時間でケトン体に変換されるため、上手に取り入れると、ケトン体を利用できるようになり、血糖値の変動があっても影響を受けにくくなるというメリットもあります。

EPA、DHAの特徴

オメガ3系脂肪酸

EPA（エイコサペンタエン酸）
・体内で合成されることがない必須脂肪酸
・DHAよりも、抗血栓作用や中性脂肪低下作用が強い
・魚油（青背の魚）に多く含まれる

【おもな働き】
・炎症、アレルギーを抑える
・血栓がつくられるのを防ぐ（心筋梗塞、脳梗塞、動脈硬化の予防）
・中性脂肪を低下させる

DHA（ドコサヘキサエン酸）
・微量だが体内でも合成される（脳、網膜、母乳などに多い）
・血液脳関門を通過することができ、脳に直接作用する
・魚油（青背の魚）に多く含まれる

【おもな働き】
・炎症、アレルギーを抑える
・血栓がつくられるのを防ぐ（心筋梗塞、脳梗塞、動脈硬化の予防）
・中性脂肪を低下させる
・学習機能の向上（発達障害や認知症治療への応用）
・視力低下を抑える
・がん予防（特に乳がん、大腸がん、肺がんなど）

「箸を置いたら靴を履く」を習慣に

これまで、血糖値を上げない食べ方について説明してきましたが、食事のとり方以外にも血糖値を上げないコツがあります。それは運動です。

ウォーキングが健康にいいというのはよくいわれていますが、実は歩くことは血糖値にもいいのです。

食事をとると血糖値が上がり、インスリンが分泌されますが、このとき歩くと、インスリンを使わずに筋肉に血糖を取り込むことができます。それがインスリンの〝節約〟につながります。

ポイントは、血糖値が上昇している食後30分以内に歩くこと。私のクリニックでは「お箸を置いたら靴を履いてください」と指導しています。

歩くときはなるべく大きく手を振って、ももを上げるようにしてください。

息が切れるほど体を動かすのはやりすぎです。理想は早歩き程度。これを20分ほど継続するようにしましょう。

「食直後」のウォーキングのすすめ

●食直後…20分程度歩く

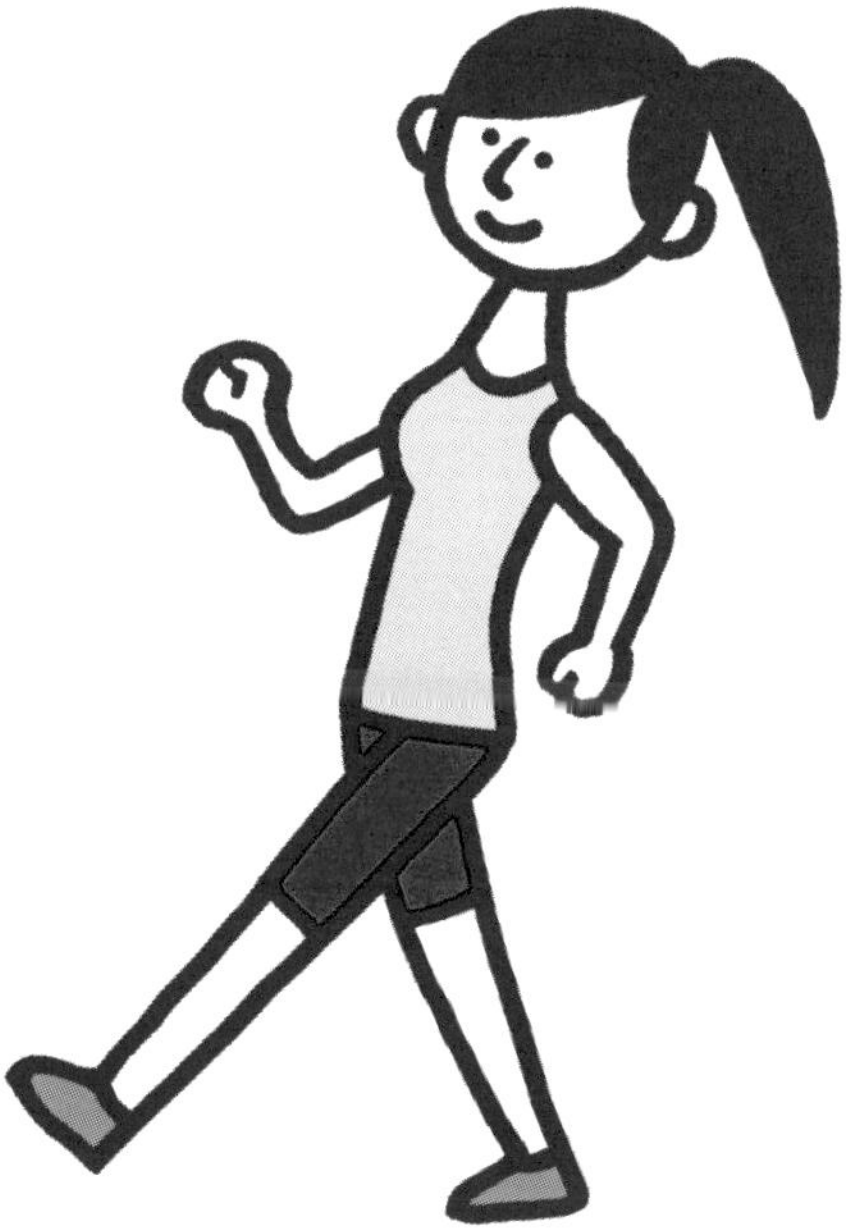

食後すぐにウォーキングをすると、インスリンを使わずに筋肉のなかに糖を取り込むことができ、インスリンを節約できる

＊息が切れるほどやるのはNG。早歩き程度がベスト

食後の軽い筋トレも効果的

もう1つおすすめしたいのが、筋肉の量を増やすこと。筋トレをして筋肉の量を増やすと、食直後に歩いたときにも、筋肉が効率よく血糖を取り込んでくれます。その結果、血糖値の上昇も抑えられるのです。ただし、筋トレはたんぱく質の代謝がいい状態になってからおこなってください。栄養不足でうつ症状を訴える人は、総じてたんぱく質不足の傾向があります。筋肉はたんぱく質を原料につくられます。筋トレによってさらにたんぱく質不足に拍車がかかっては、元も子もありません。

また、食後2〜4時間経つと、空腹感を覚えたり、眠くなったり、イライラしたり、集中力が途切れる、という人はいませんか？ これは典型的な低血糖症の症状です。体はこのとき、下がってしまった血糖値を上げようと、自律神経の交感神経を優位にします。これが精神症状を引き起こします。このような状態を防ぐためには、症状が出る10分くらい前に体を動かすこと。食直後の運動とは異なり、小走り、スキップのような少し息が上がるくらいの運動を5分程度おこなうといいでしょう。

血糖値を安定させる運動

●日頃から…筋トレをする

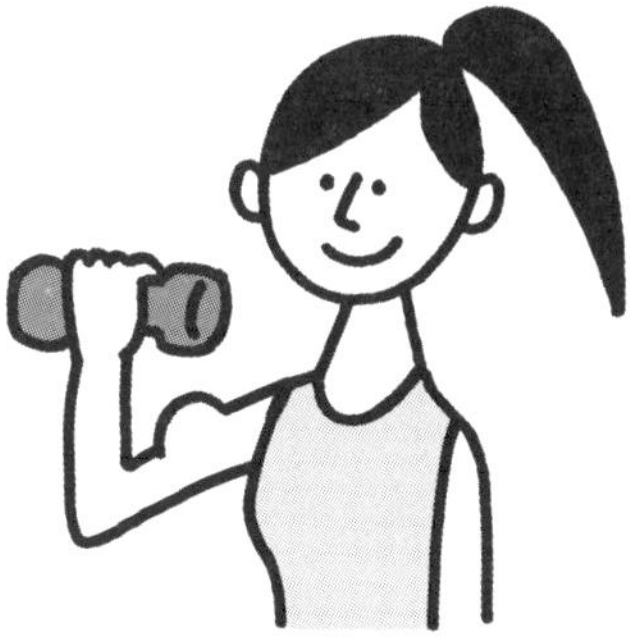

筋肉量を増やしておくことで効率よく糖を取り込めるようにする

＊たんぱく質を摂取しながらやること

●イライラ・眠くなる前に…軽く体を動かす

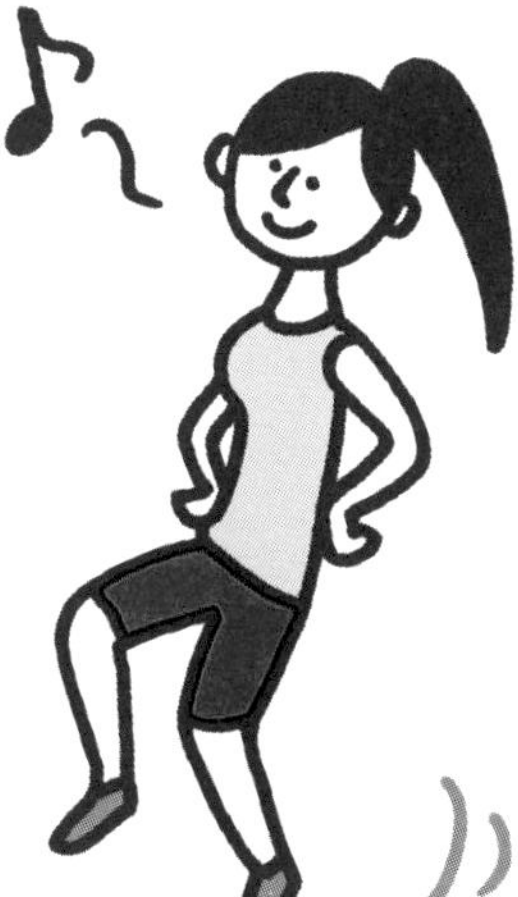

食後１～３時間後に血糖値の上がりすぎ、下がりすぎでイライラしたり眠くなる前におこなう

＊５分程度でいいので、小走り、スキップ等少し息が上がるくらいの運動をする

〈付録〉糖質が少ない食品、多い食品リスト

食品を 100ｇの糖質量と１食当たりの糖質量で総合的に判断し、○△×に分けています。

○の食品は食べてもＯＫ、△の食品はなるべく控えめにする、× の食品は食べないか、食べる場合は食事の最後に少量とるようにしてください

	○ 糖質が少ない食品	△ 控えめが安心な食品	× 糖質が多い食品
肉類	牛肉、豚肉、鶏肉、羊肉、その他肉、糖質ゼロハム、糖質ゼロベーコン、コンビーフ	糖類が入ったソーセージ、ハム、ベーコンなどの加工品	味付け缶詰
魚介類	魚類、貝類、たこ、いか、えび、水煮缶詰、油漬け缶	練り製品（かまぼこ、ちくわ、さつま揚げ、魚肉ソーセージなど）	佃煮、味付け缶詰
卵	鶏卵、うずら卵		だて巻き
豆類	大豆（ゆで）、豆乳（無調整）、豆腐、油揚げ、厚揚げ、納豆、おから、湯葉、がんもどきなど	大豆（炒り）、きな粉、あずき（無糖・ゆで）、いんげん豆（ゆで）、金時豆（ゆで）、うずら豆（ゆで）	あずき（加糖・あん）、いんげん豆（加糖）、うずら豆（加糖）、金時豆（加糖）、豆乳（調整）
野菜類	もやし、春菊、ほうれん草、小松菜、ちんげん菜、きゅうり、レタス、サラダ菜、ブロッコリー、キャベツ、大根、ズッキーニ、豆苗など	かぼちゃ、くわい、そら豆、ゆりね、れんこん、にんじん、ごぼう、トマト	とうもろこし、にんじんジュース、甘酢漬け、甘い漬物など
種実類	かぼちゃの種、くるみ、アーモンド、松の実、ごま、カシューナッツ、マカダミアナッツ、ピスタチオ、ピーナッツ	ぎんなん、栗	甘栗
藻類	のり、ひじき、わかめ、昆布、寒天、ところてん	塩昆布	佃煮

	○ 糖質が少ない食品	△ 控えめが安心な食品	× 糖質が多い食品
きのこ類	えのきだけ、きくらげ、しいたけ、しめじ、エリンギ、まいたけ、マッシュルーム、まつたけ		しぐれ煮など甘い佃煮、なめたけ
調味料・香辛料類・甘味料	しょうゆ、みそ（白みそ以外）、塩、酢、マヨネーズ、香辛料	ウスターソース、ぽん酢、とんかつソース、本みりん、お好み焼きソース、白みそ、酒かす、コンソメ、オイスターソース、トマトピューレ、ケチャップ、はちみつ、メープルシロップ	砂糖、田楽みそ、スイートチリソース、カレールウ、ハヤシルウ、シチュールウ、焼肉のたれ、すき焼きのたれ
嗜好飲料類	焼酎、ブランデー、ラム酒、発泡酒、日本酒（糖質ゼロ）、コーヒー（無糖）、紅茶（無糖）、緑茶	赤ワイン、白ワイン、清涼飲料水（糖類ゼロ）、スポーツ飲料（糖類ゼロ）	清酒、ビール、発泡酒、紹興酒、カクテル、梅酒、白酒
穀類			米（ごはん、もち、かゆ）、コーンフレーク、ビーフン
いも・でん粉類	こんにゃく、しらたき	さといも、山いも、くず粉、片栗粉、コーンスターチ	じゃがいも、さつまいも、春雨、マロニー
果実類	アボカド	旬の果物、ドライフルーツ	缶詰、ジャム、シロップ漬け、１００％果汁ジュース、ジュース
菓子類	チョコレート（糖類ゼロ）、和菓子（糖類ゼロ）	チョコレート（高カカオ）	洋菓子、和菓子、スナック菓子、ゼリー、米菓子、栄養補助スナック菓子

〈付録〉糖質量に関係なく、注意が必要な食品リスト

小麦製品（グルテン）、乳製品（カゼイン）、脂肪のうち、炎症の原因になるものは避けたほうがよい。

（バターは乳製品だが、カゼインの影響は少ないためOK）

	○ おすすめの食品	△ 控えめが安心な食品	× 避けたほうがよい食品
乳製品	バター		チーズ、生クリーム、牛乳、ヨーグルト
小麦製品			小麦、大麦を使ったもの（パン類、めん類、ぎょうざの皮、麦茶、ウイスキーなど）
油脂類	オリーブ油、ココナッツオイル、えごま油、亜麻仁油、バター、ラード	食用油（リノール酸）	マーガリン、ショートニング

『脳から「うつ」が消える低糖質レシピ』（小社刊）を改変

本書は『図解でわかる最新栄養医学　「うつ」は食べ物が原因だった!』（2011年・小社刊）に大幅な加筆をおこないリニューアルしたものです。

オーソモレキュラー（分子整合栄養医学）療法についてのお問い合わせ先

新宿溝口クリニック

電話　03-3350-8988

ホームページ　http://www.shinjuku-clinic.jp

オーソモレキュラー栄養医学研究所

ホームページ　http://www.orthomolecular.jp

著者紹介

溝口徹　（みぞぐち　とおる）
1964年神奈川県生まれ。福島県立医科大学卒業。横浜市立大学病院、国立循環器病センターを経て、1996年、痛みや内科系疾患を扱う辻堂クリニックを開設。2003年には日本初の栄養療法専門クリニックである新宿溝口クリニックを開設。オーソモレキュラー（分子整合栄養医学）療法に基づくアプローチで、精神疾患のほか多くの疾患の治療にあたるとともに、患者や医師向けの講演会もおこなっている。
著書に『【最新版】「うつ」は食べ物が原因だった！』『発達障害は食事でよくなる』（小社刊）、『最強の栄養療法「オーソモレキュラー」入門』（光文社）などがある。

図《ず》で見《み》てわかるオーソモレキュラー栄養療法《えいようりょうほう》
うつがよくなる食《た》べ物《もの》、悪《わる》くなる食《た》べ物《もの》

2020年2月5日　第1刷

著　　者　溝《みぞ》口《ぐち》　徹《とおる》

発行者　小澤源太郎

責任編集　株式会社　プライム涌光
電話　編集部　03(3203)2850

発行所　株式会社　青春出版社
東京都新宿区若松町12番1号 〒162-0056
振替番号　00190-7-98602
電話　営業部　03(3207)1916

印　刷　中央精版印刷　　製　本　大口製本

万一、落丁、乱丁がありました節は、お取りかえします。
ISBN978-4-413-23146-6 C0047

肌にふれることは本当の自分に気づくこと
魂のくもりをとるたった1つの習慣
今野華都子

片づけられないのは「ためこみ症」のせいだった⁉
モノに振り回される自分がラクになるヒント
五十嵐透子

いくつになっても「求められる人」の小さな習慣
仕事・人間関係で差がつく60のこと
中谷彰宏

たった1つの質問がなぜ、人生を劇的に変えるのか
望んだ以上の自分になれる秘密
藤由達藏

中学受験 女の子を伸ばす親の習慣
安浪京子

青春出版社の四六判シリーズ

中学受験 男の子を伸ばす親の習慣
安浪京子

「美しい手」がすべてを引き寄せる
加藤由利子

50代からやりたいこと、やめたこと
変わりゆく自分を楽しむ
金子由紀子

思い通りに夫が動いてくれる妻の魔法
竹田真弓アローラ

見ているだけで視力アップ！
「眼の老化」は脳で止められた！
老眼も近視もよくなる！
中川和宏

すべての人間関係の秘密を解き明かす
「マヤ暦」でわかる相性
木田景子

ノートのとり方1つで
子どもの学力はどんどん伸びる！
州崎真弘

不登校になって
本当に大切にするべき親子の習慣
わが子を笑顔にするために、今すぐできること
菜花 俊

5歳から始める最高の中学受験
小川大介

東大のヤバい現代文
小柴大輔

青春出版社の四六判シリーズ

1分間ビジョン・トレーニング
子どもの目はすぐよくなる
近視・遠視・乱視・弱視・斜視…遊び感覚で視力アップ！
中川和宏

子どもが10歳になったら
投資をさせなさい
横山光昭

やる気がない！落ち着きがない！ミスが多い！
子どもの「言っても直らない」は
副腎疲労が原因だった
本間良子 本間龍介

TOEIC®L&Rテストは
「出題者の意図」がわかると
1カ月で180点伸びる！
モモセ直子

内なる力を呼び覚ます
「無意識」はすべてを知っている
町田宗鳳

お願い　ページわりの関係からここでは一部の既刊本しか掲載してありません。
折り込みの出版案内もご参考にご覧ください。